「まえがき」にかえて――取材ノートより

戦後、悪性新生物（癌）と心疾患だけが増えている

わが国における死亡率の推移を死因別に見ると、明治から昭和初期までは、肺炎、結核、胃腸炎などの感染性疾患が上位を占め、一九三〇年には、一位・肺炎、二位・結核、三位・脳血管疾患となっている（厚生労働省「人口動態統計」より。以下同様）。

このとき、悪性新生物（癌）は、第四位であったが、ずいぶん数字の開いた四位であった。

一九三〇年

一位・肺炎…………二〇〇・一人（人口十万人に対して）
二位・結核…………一八五・六人（人口十万人に対して）
三位・脳血管疾患…一六二・八人（人口十万人に対して）

四位・悪性新生物……七〇・六人（人口十万人に対して）

その後、結核は終戦直後にかけて増加傾向を示し、肺炎を上回るが、一転して激減し始め、五〇年代初頭に、悪性新生物に追い抜かれる。

一九五五年の死因のランキングは、次のようになっている。

一九五五年

一位・脳血管疾患……一三六・一人（人口十万人に対して）
二位・悪性新生物……八七・一人（人口十万人に対して）
三位・結核……………五二・三人（人口十万人に対して）
四位・肺炎……………四八・三人（人口十万人に対して）

脳血管疾患は、四〇年代後半から七〇年にかけてジワジワと増え続け、そのあと減り始めるが、四〇年代後半から七〇代後半まで、ほぼ三十年間にわたって、死亡原因のトップの座に君臨し続けた。

これらのことから、どのようなことが言えるかというと、まず戦後の半世紀の間、肺炎、結核、胃腸炎などの感染性疾患は激減しているということである。脳血管疾患も、途中で少し増えてはいるが、おおまかに見ると減っている。

それに対して、悪性新生物は一九五〇年をスタート点として激増を開始し、今も激増し続けている。その結果、二〇〇〇年の統計（厚生労働省で得られる最新統計）で、断トツの一位となった。

悪性新生物の断トツぶりを数字で確認すると、二〇〇〇年の病気による死亡総数は、九六万一六三七人。そのうち悪性新生物で死亡した人は、二九万五三九九人。つまり、三一・五パーセント、実に三人に一人は癌で死んでいるということになる。

二〇〇〇年

一位・悪性新生物…二三五・二人（人口十万人に対して）
二位・心疾患………一一六・八人（人口十万人に対して）
三位・脳血管疾患…一〇五・五人（人口十万人に対して）
四位・肺炎…………　六九・二人（人口十万人に対して）

五位・結核…………　二・一人（人口十万人に対して）

二〇〇〇年の数字で、もうひとつ驚かされるのは、心疾患の急浮上である。他の疾患が減っている中で、悪性新生物と心疾患だけが増えることにより、心疾患が死因の第二位に急浮上したのである。

まったく新しいガン治療の取材で、のじま医院に行き当たった

折に触れてこれらの数字を見るにつけ、私は、今わが国では奇妙なことが進行しているという感じを抱き続けていた。

現代医学とも西洋医学ともいえる、わが国における今の医学の主流は、まちがいなく進歩し続けているはずである。日々研究を重ねていて、臨床例なども蓄積されているわけだから、後退するはずがない。それにもかかわらず、悪性新生物と心疾患が増えるのは、なぜだろうか。

私は医学については、まったくの素人だが、これほどはっきりとした数字の推移を見せられると、次のように考えざるをえない。

悪性新生物と心疾患は、現代医学には不向きな疾患である。

悪性新生物と心疾患は、現代文明に特有な「現代病」であり、西洋近代がもたらした西洋医学の単純な延長線上では、いかんともしがたいものである。

そのような観点から、ガン治療に関する取材を少しずつ進めていく中で、最もユニークな治療を行っている病院として、のじま医院が浮上してきた。「最もユニーク」というのは、現代医学・西洋医学の基本をなす考え方から最も離れている、あるいは対極に位置するというようなことである。

悪性新生物が、西洋近代がもたらした西洋医学では克服できない疾患であるならば、西洋医学の対極に位置する治療方法であれば、これを治すことができるかもしれない。

のじま医院で取材する以前、うっすらとそのようなガン治療のイメージが、私の中で像をとり始めていたのだが、次の二冊の本を読んだとき、それがはっきりとした像としてかたちをとり始めた。

『病気を治すには』（一九九九年一月、たま出版）
『意識が病気を治す』（二〇〇二年二月、たま出版）

これらの二冊を読んだ上で、私は鹿児島へと向かったのである。

のじま医院での取材は、快調に進んだ

二〇〇三年五月十六日早朝、私とたま出版の中村利男専務は、羽田を飛び立った。向かう先は、まずは鹿児島空港である。そこから、バスに乗り換えて一時間半ほど行き、さらにタクシーで十分ほど行って、ようやく鹿児島県出水市上知識町五五二ののじま医院に着いた。

出水市は、九州の南端・鹿児島県から北の熊本の方にのぼった西側にある。そこからもう少し西に行けば八代海《やつしろ》に出ることができ、北は熊本県水俣市に接している。

出水と書いて「いずみ」と読むが、古くは泉とも和泉とも書いたそうである。江戸時代は、このあたりに薩摩藩北辺の重要外城が築かれていて、我々がバスで通った途中にも武家屋敷の面影を残す建物が見られた。

北部も南東も山地だが、八代海にぬける北西に出水平野があり、野菜、果物、苗木、庭園樹木などを栽培している。そのせいか、のじま医院の左隣には、苗木、庭園樹木などを扱う大きな店があった。

また、出水には第二次世界大戦中に特攻基地があったそうで、そこにつながるのだろうか、のじま医院の近くに、ずいぶん道幅の広いまっすぐな道路があった。

西端の高尾野町との境にある荒崎海岸付近はツルの渡来地で、毎年、冬には一万羽近いツルが舞うそうである。

私たちは、着いたその日の午後から取材を開始した。取材は意外にはかどって、その日(金曜日)のうちに十一名の取材を完了した。ひとり一時間はかかるだろうから、その日は五、六名、よくできたとしても七、八名と思っていたので、うれしい誤算であった。

次の二冊は、着いたその日に、のじま医院で手にした新刊であった。野島政男先生の本は、現時点で四冊だが、そのうちの二冊までをこの日に目にすることができ、やはり何かが大きく始まりつつあるのだという気がした。

『病気を治す意識の処方箋』(二〇〇三年六月、たま出版)
『光の癒し――意識体の進化と魂の出現』(二〇〇三年五月、太陽出版)

通常の取材の場合、取材対象者が複数になると、取材の合い間のどこかで空きが出るものである。意外に早く終わってしまう人がいたり、長くかかる人がいたり、遅れてくる人がいたり、都合が悪くなる人が出たりで、次から次へと間をあけずに取材をするというわけにはいかないものだ。

それが、のじま医院でうまくいったのは、患者さんを手配する事務員のアレンジが絶妙であったからである。そういえば、私たちが風邪をひいたりケガをしたりで、お医者さんにかかるとき、看護婦さんは実に上手に的確に患者をセッティングしている。そのことにより、お医者さんは無駄な時間がまったくないかのように、次から次へと患者さんを診ている。その看護婦さんのノウハウが、取材をかくも円滑なものにしたにちがいない。

病気そのものについては、一切手直しをせず、そのまま収録した

取材は、金曜日に着いて、土曜日もまるまるやって、日曜日の昼過ぎまでやる予定で

あった。それが、土曜日でもう全て終わってしまった。

取材対象者は三十名を予定していたが、来られなくなった人が四名いて、そのうちのひとりは電話取材ということになり、本書には二十七名が収められることになった。

ガンにかかり、すぐにのじま医院に来たという人はひとりもいない。全ての人が、それ以前にどこかの病院にかかっている。その病院の多くは、大学病院であり、国立病院である。町のお医者さんにかかっていても、ガンとなれば大学病院や国立病院に回され、そこでくわしく検査をされるというコースをとるので、ほとんどがそのようなことになる。

患者さんからは、何々大学病院、国立何々病院と、はっきり固有名詞で聞いたが、本書ではあえて大学病院、国立病院とした。おのおのの病院を批判することが本書の目的ではないからである。

また、それら大学病院、国立病院の診断については、患者さんが語ったことをそのまま採用し、診断書などの証拠や資料の提示は求めなかった。ガンにかかり、大きな病院ではっきりとガンを告知されたという事実だけで十分であると判断したためである。

そのこととも関連するのだが、のじま医院での治療によって、ガンが消えた、あるいは治ったということについても、証拠となる資料の提出は求めなかった。ガンが消えた、あるいは治ったということの証拠を求めた場合、現時点では、またもや大学病院や国立病院に行って、検査を受けざるをえないからである。

そのことによって得られる証拠は、西洋医学・現代医学というパラダイム（枠組み）の中における証拠であり、そのこと自体が、のじま医院の治療とバッティングするからである。

今、元気に生きている。のじま医院での治療によって、ガンが消えた、ガンが治ったという事実があるだけで十分であるというのが、本書の立場である。


本書の取材を始めるにあたって、私は「悪性新生物は、現代文明に特有な『現代病』であり、西洋近代がもたらした西洋医学の単純な延長線上では、いかんともしがたいものなのだ」と思っていた。それが、取材を進めるうちに、悪性新生物は、西洋医学とともに、西洋近代がもたらした病気ではないかと思うに至った。

「デカルト・ニュートン　パラダイム」ともいわれる西洋近代の合理主義が、日本も含む今の現代社会をつくりだし、悪性新生物や心疾患を増殖させているのならば、現代医学がガンをなかなか治せないのは、むしろ当然である。なぜなら、現代医学とガンとは、同根だからである。

この見方が正しいかどうかは、読者の判断に任せたい。本書は、のじま医院で「治療を受けている」というよりも、のじま医院に「集まっている」元ガン患者、現ガン患者からの聞き書きである。患者さんの名前は、差し障りが出てくる可能性があるので仮名とし、そのことをいえば明らかに本人であるとわかってしまうような病気以外の事実については、一部手直しをした。しかし、病気そのものについては、一切手直しをせず、語られたことは、全てそのままここに収録した。

とてもユニークなお別れパーティを開いてくれた

私たちは、着いたその日の昼食から、のじま医院の食堂で患者の皆さんと一緒に食べさせていただいた。そのようにして、みんなで一緒に何度かいただいた食事は、いずれもとてもおいしかった。

病院というと、患者さんはみんなパジャマや寝間着を着ていて、ガラガラと点滴と一緒に歩いていたりするものだが、のじま医院ではそのような光景は一切見られない。みんなそれぞれに普通の私服を着ていて、よくしゃべり、よく笑い、よく食べていた。

明日は帰るという土曜日の夜、野島先生は、お別れのパーティを開いてくださった。それは、診療室のベッドに、テーブルクロス代わりに新聞紙を敷きつめ、いろんなおつまみやお寿司を並べるといった、のじま医院の治療法に負けないくらいにユニークなパーティであった。私たちは、入院患者さんや取材のために遠方から駆けつけてくれた元患者さんたちと一緒に缶ビールを飲んだ。

とても和やかで、楽しいお別れパーティが佳境に入ったとき、ガンが消えてしまった患者さんのひとりが、

「ちょっと、やってあげるね」

と、言って、私の首の付け根あたりに手を当てたのだが、その痛かったこと！　しかし、そのあとものすごく体が軽くなった。それは本書にたびたび出てくる、野島先生がやっている治療法である。

のじま医院での治療は、自然治癒力あるいは自己治癒力の回復や活性化と、なんらかのかたちで密接につながっているのではないだろうか。だとするならば、自らのガンを克服するほどにまで治癒力を回復させた人間が、他の人間の治癒力の回復に影響を与えるということは、おおいにありうることである。

だから、私はそのとき、ふと次のように感じた。
本書は、現代医学のみならず、西洋近代の合理主義というパラダイムが大きくシフトしていく、その壮大なドラマの序章なのかもしれない、と。

二〇〇三年六月二十日

松澤正博

意識を変えたらガンが消えた●目次

目　次

目　次

第一章　「思い」が変わったとき、「ガン」は消えていた

のじま医院の治療法について

のじま医院は、れっきとした医療法人であり、院長の野島政男先生は、かつて鹿児島の生協病院の初代院長もつとめた外科医である。いってみれば、ばりばりの西洋医学出身者であるが、のじま医院の院長に就任して以来、ガンの治療のみならず、すべての病気についてそれまでとは全く異なる治療法を行ってきた。
そこで、それぞれの患者さんたちから話を聞く前に、のじま医院ではどんな治療が行われているのかを、野島先生ご自身に語ってもらった。
以下は、そのときの質問と答えである。

――ガンといえば、まず手術、そして抗がん剤投与、放射線治療などが一般的ですが……。

ここでは、そうした治療はいっさい行いません。代わりに、患者の頸部《けいぶ》や膝関節、足関節、足を私がさわります。さわると、固い筋肉、靭帯《じんたい》がやわらかくなります。首がよく動くようになり、肩こり、頭痛が消えます。目が明るくなり、耳が聞こえやすくなり、鼻のつまりもとれます。呼吸もしやすくなります。膝関節、足関節がよく動くようになります。膝関節、足関節にゆらぎが出て下肢筋肉靭帯がやわらかくなります。すると腰痛がなくなります。腰部の筋肉の緊張がとれるためです。

――それだけだと、単なるマッサージのようにも見えますが……。

決定的に違うのは、私から出るエネルギーが肉体と同時に意識体に働きかけることです。さわっているところにだけ、エネルギーが入るのではありません。肉体面では、私がさわると全身が温かくなり、リラックスします。悪いところから出る陽電子が、私からのエネルギーによって電子に変わり、陽電子を消します。電子はすべての症状を消すことができます。

それと同時に、私からのエネルギーは、患者の意識体に働きかけます。意識体をおおっているものを、私のエネルギーで消します。意識体をおおっているものは、患者の悪い想念によってつくられたものです。マイナスのカルマや病気の波動を、私のエネルギーが消します。

そうすると、汚いものが消えて、意識体は光り出します。物質には、光を吸収すると温度が上がり、自分で光を放つようになる性質がありますが、みなさんの意識体も質量をもっています。私からの強い光によって、みなさんの意識体が光り出すのです。

そうすると、すべての意識体がひとつの方向に向かっていきます。その結果、「我は神なり」から「すべては一体」になり、ついには「すべてはひとつ」という意識になるのです。


――ある種の「エネルギー療法」なんでしょうか。


一般的にはそう呼ばれていますね。ただ、私の治療を受けると、肉体と意識体と意識が治療を受けたことになります。意識体と意識が変化しなければ、病気は治りません。肉体への治療は症状に対する治療であって、対症療法です。西洋医学でも東洋医学でも同じです。代替療法も同じです。

肉体だけでなく、意識体を治療するのが、私の治療です。私の講演では、意識体が治療されます。私の講演に人が多く集まるのは、何となく意識体が変化を求めているからです。プレアデス波動のある人、つまり、マイナス十次元の人は、私の治療や私の講演を聞きたがります。一方、マイナス無限次元の人は、私の治療や私の講演には無関心です。痛み、しびれ等の整形外科的病気で、どこで治療しても症状がとれない人は、私の治療を受けたがります。あらゆるところで治療しても治らないのに、私のところでは症状がとれるからです。

――意識体と意識に働きかけて変化を促す、ということは、最終的には患者自身の意識の変化が病気を治すことになりますね。

そのとおりです。病気は自分がつくったものだから、自分で治せるんです。私はそのお手伝いをするだけで、最終的には患者自身の意識が病気を治すんですね。

そうやってガンが治った人には、「すべては一体」の波動が出ていると同時に、「素直《すなお》」波動が出ています。この「素直」という言葉は、つい最近発見したのですが、どうやらガンやその他の病気が治るための、たいへん重要な言葉のようです。

ただ、最大限素直になっても、まだ「病気分の一」の波動はあります。しかし、「病気分の一」の波動は「奉仕」の波動が出るようになると消えます。

これから取材していただく方の中に、この「奉仕」の波動が出ている人がいます。のじま医院で最初に癌が治った、相川鈴絵さん（仮名、一九〇ページ参照）という人です。

1　母を思うたびに、卵巣ガンで腫れていたお腹が小さくなっていった

香坂貴美子さん（仮名）　四十六歳　熊本市新町在住　税理士

熊本市で税理士をしていた香坂さんは、平成十四年の七月頃からお腹が急に大きくなり出したことに気がつきました。ヘンだ、ヘンだ。なんだろう、なんだろう。そう思いながらも、病院には行かず、放っておいたところ、やがてハイヒールもはけないほど、お腹の状態がひどくなりました。

そんな中、以前から計画していたハワイ旅行を強行したところ、滞在中急にお腹が痛くなり、ホテルの救急室に行き、そこで紹介された病院で、婦人科系の病気だろうと言われました。

帰国後、熊本の国立病院の婦人科の検査で、卵巣ガンと診断されました。ガンはかなり進行しており、卵巣も十何倍にも大きく腫れていたため、腸も機能していない状態になっ

ていると言われ、全摘出手術と抗ガン剤治療を勧められました。

香坂さんは、三姉妹の末っ子ですが、ご一家にはお医者さんがたくさんおられます。お父様（平成十三年にガンで死亡）は皮膚科、二番目のお姉様も皮膚科のお医者様で、一番上のお姉さまのご主人は耳鼻科のお医者様です。

「危ない状態だから」と、救急車で国立病院に運ばれた

――それで、香坂さんは手術をなさったのですか。


いいえ、手術はどうしてもピンと来なかったため、拒否しました。それで、どうしようか悩んでいたのですが、二年前に仕事先のお客様で野島先生を知っている人から、「そこでガンが治った人がいる」という話を聞いていたのを思い出しまして、さっそくその方に電話で相談をしてみました。すると、すぐに本とビデオを送ってくださったのです。

その中の「病気はあなた自身がつくったのです」との野島先生の言葉に触れたとたん、思わず「その通りだ」と納得しました。そして、その夜ビデオを見ながら、足をさすっていると、なんと足の痛みがピタッと止まり、その晩はよく眠れたのです。

それで、もう野島先生は間違いない！　と確信し、どうしてもすぐに会いたくなって、野島先生を知っているお客様に連絡を取り、予約していただいたのです。

――最初にのじま医院に来たときの印象はどうでしたか。

のじま医院には九月に来たのですが、入ったとたん、なぜかワンワン泣けて仕方がありませんでした。不思議なことに、最初から、違和感というものがまったくなかったのです。先生は「ガンですね」とおっしゃって、私に触ったのですが、そうしたらまた、わっとこみあげるものがあって、ワンワン泣いてしまいました。あのとき、先生のひと言ひと言が全て、体の中にスーッと入っていくのを感じました。すると、先生は、「あなたは素直ですね」とおっしゃり、「ガンは治りましたよ」と言ってくださいました。

エネルギー治療をしていただくと、生き返ったように、本当に気持ちよくなりました。その後は、のじま医院の近くのホテルに泊まって、毎日通いました。すると、お腹はどんどん小さくなっていったのです。

実は、それまでもガンが治るという噂のある病院を訪ね歩いたりもしましたし、宗教関係のところものぞいてみました。でも、どれも自分にはピンと来なかったのです。

——それで、いったん帰られたのですか。

仕事も気になっていましたから、一ヶ月ほどいて、そろそろいいかと引き上げました。仕事に復帰すると、すぐに私は、病気が完全に治るまでの間、今のハードな勤務体制をなんとかすべきだと考えました。なにしろ、朝は六時半から、夜は遅いときは八時とか九時まで仕事をしていましたし、決算の時期が近づいてくると、それこそ土日もなく働いていましたから。

仕事は好きでしたので、それなりにこなしていたのですが、さすがにこの体では無理だと思ったのです。それに、そうやって体を酷使していたのが、良くなかったのではないかとも。

それで、所長に勤務体制の改善を訴えたのですが、聞き入れてはくれませんでした。それまでも、所長に対して、嫌だなあと思ったことはあったのですが、そのことで嫌だなあという思いが増幅されて、それがお腹にきて、またしてもお腹が痛みだしました。

これはマズイと、すぐに野島先生に連絡すると、

「盲腸かもしれないから、もしそうなら切っておいでなさい」

と、言われました。私は以前にも盲腸を散らしたことがあったので、そうかもしれない
と、近くの病院に行きました。すると、盲腸ではないけど危ない状態だからと、すぐに救急車で国立病院に運ばれました。

その国立病院で、のじま医院での体験を話したのですが、どうしても信じてもらえず、

「なんか怪しいなあ、こんなにひどくなっているじゃないか」

と、逆にいろいろと言われてしまいました。

結局、この時点で事務所での勤務は難しくなり、退職したのです。

奇跡は十二月から始まった

——そのときの症状は、本当にかなり悪かったのですか。

卵巣の腫れはひどくなっていました。同時に、気持ちの方も沈みっぱなしでしたから、一週間入院していた間、症状は悪くなる一方でした。

しかも、このときも手術を拒否しましたし、症状を緩和する唯一の治療である点滴も、もともと抗生物質が合わない体質なので、かなり弱いものにしてもらっていました。そのため、効果が出なかったのです。

そのうちだんだん食欲もなくなり、衰弱していくのを感じながら、私は、このままここにいてもしょうがないと思い、

「退院させてください」

と、主治医に言いました。すると、その主治医は、

「手術をしないのなら、やりようはありませんから」

と、あっさりと退院を許可してくれました。信頼関係が崩れていることを、主治医も感じていたんでしょうね。

自宅に帰り、義兄のところで点滴を受けながら、野島先生に遠隔治療をしてもらいました。

「十分間目をつぶって、お腹に手を当てていてください。エネルギーを送りますから」

と、先生がおっしゃるので、電話を切った後、その通りにしていると、不思議に体が温かくなってくるのです。

この遠隔治療を受けると、痛みも治まるのですが、お腹は依然として大きいままで、腸を圧迫し続けていました。

――その間、のじま医院に直接行かれることはなかったのですか。

なぜ直接訪ねなかったのか今もよくわからないのですが、とにかく遠隔治療だけをお願いしていました。四十回以上お願いしたかもしれません。

とにかく、野島先生を信じて、ほとんど毎日、月曜日から金曜日まで、遠隔治療をしてもらっていました。

野島先生の遠隔治療は、ふつう電話を切ってから十分間患部をさするのですが、私は気持ちがよいので、いつも一時間くらいはさすっていました。そうすると、不思議に体が温かくなり、心地よくなってきて、痛みがスーッと取れていくのです。

――その後、症状は改善されていきましたか。

奇跡は十二月から始まりました。

十二月のある日、遠隔治療を申し込んだときに、先生から母の名前などを聞かれました。なぜ、先生が母のことを尋ねられたのだろうと不思議に思いながら、ぼんやり母のことを考えているうちに、私はこれまで、母にずいぶん仕事のグチをこぼしてきたということに気づきました。

私が勤めていた事務所は、かなり大きい方で、五十人くらいの人がいました。その中で、税理士の資格のあるのは、私ともう一人しかいなかったので、私はかなり責任ある立場にいました。

今から思えば、私は部下に対して、常に自分は正しいということを前提に物事を判断し、指示していたのです。だから、私の指示通りに動いてもらえなかったりすると、すぐにイライラしたりして、それを帰宅後いつも母にこぼしていたのです。

そんなことをぼんやり考えていたら、翌日、なぜかお腹が少し小さくなっていました。

それまで、私は、先生がよくおっしゃる「身近な人の幸せを祈りなさい」という意味がよくわからなかったのですが、

「ああ、もしかしたらこのことがそうなのかなあ。私にとって、いちばん身近な人とは、

母なのかもしれない」

と、そう思うようになったのです。

それからは、意識して母の立場や気持ちを考えました。私は母が大好きなのですが、もしかしたら部下にしていたのと同じことを、母にもしていたのではないか。言葉や態度の端々《はしばし》に、母を見下すような部分があったのではないかと。

そうやって母のことで何か気づくたびに、不思議とお腹が小さくなっていくのです。

そうして、二月になった頃には、固かった腫瘍が、ほとんど手に触れないほどに柔らかく、小さくなっていました。それが自分でも信じられなくて、義兄にも確かめてもらったのですが、「お姉さん、本当に小さくなっているよ」と驚いていました。

その義兄は、身内では唯一見えないものを信じることのできる人です。でも、姉の方は、いつも「早く切りなさい」の一点張りでした。それでも、最近は電話での私の声が元気そうなので、安心してくれているようです。

「香坂さんの元気をちょうだい」なんて言われるほどに

――もう完全に良くなられているのですか。

さあ、どうでしょう。国立病院には、その後まったく行っていませんから。でも、盲腸の疑いで診てもらった先生のところには、一度挨拶に行かなければと思っています。あのとき、「こんなに大きくなるまで、なんで放っておいたんだ」と、母をひどく叱って、ものすごく心配してくださいましたので。きっとにわかには信じてもらえないでしょうけれど。でも、今はお腹はすっかり良くなっています。体調もいいし、以前より疲れなくなりました。

実は、私は、以前テニスで足の靭帯《じんたい》を痛めてしまい、人工靭帯にしたので、使いすぎると痛くなり湿布を手離せなかったのです。でも、今ではそういうこともまったくなくなりました。とにかく体全体が活性化され、健康そのものという感じなのです。

以前に勤めていた事務所の人たちとも、たまに会うのですが、みな驚いています。「香坂さんの元気をちょうだい」なんて、言われるほどになりました。

——野島先生の治療に対して、特に何か実感していることはありますか。

先生と私の命がつながっている、命はひとつだというのは本当ですね。そのことを実感できています。

それと、遠隔治療を受けると、すぐに体が温かくなり、痛みが消えていくというのも実感できます。熊本から高速道路を走って来るときも、のじま医院に近づくにつれて、体が温かくなってくるのがはっきりわかります。

私は、もともと冷え性だったのですが、それが布団もいらないくらいになってしまったのです。自分でエネルギーが出せるようになってきたせいでしょうか。

とにかく、先生がおっしゃっていることは、全て正しいと体が感じてしまうのです。

本当に、意識だけで、病気は悪くなったり良くなったりします。だから、自分としては、「ああ、この思い（意識）がいけないのだ。この思いがなくなれば、痛みも消えるのに」と、いつも思っていました。それが、先生の話を聞いていると、不思議とそういう嫌な性格やマイナスの思いが心に浮かばなくなってくるのです。

例えば、以前の私は、忙しいために年中イライラしているようなところがありました。車を運転していても、遅い車があると、「遅いわよ！　何してるの」などと、口の中でブツブツ文句を言っていたものです。

そうやって腹を立てることが、日常で当たり前のようになっていたのですね。
今は、そういう気持ちもすっかりなくなって、いつも穏やでいられます。先生は、私の意識そのものを変えてくださいました。今は本当に毎日が楽しみの連続です。次に、私は何に気づくのかしら、って。

――日常生活で特に何か変化が見られましたか。

電車の中などで、人からよく声をかけられるようになりました。タクシーの運転手さんからも、いろいろ話しかけられます。いずれもとりとめのない話なのですが、いろんな人から、いろんな話を聞くようになりました。
これは以前にはなかったことです。私はもともと話しやすいタイプではありましたけど、それでもここまで話しかけられることは、ありませんでしたから。なんだか、みんなが私を知っているかのようです。

私の命は、先生と直接つながっている

――香坂さんご自身、エネルギーがどんどん強くなっていると感じられますか。

はい、それはもう本当に感じます。現在進行中です。日に日に温かさが違ってきていま す。このままでは、夏はどうなっちゃうのと思うほどです。特に夕方になると、足先がピリピリしてエネルギーが来ているのを感じます。よくわからないのですが、なぜか体のあちらこちらがピリピリしてくるのです。

この間も、熊本市内にお住まいの患者さんが、寝たまま起きられないというので行きまして、遠隔をお願いしようと先生に電話をしたら、

「香坂さんがそこにいるのなら、香坂さんが触ってあげてください」

と、言われたので、そうしたのです。

すると、手を置いたとたん電気がババ、バーッと来ました。

先生が、「エネルギーは毎日上がっているのです」とおっしゃっていましたが、これほどすごいと実感したのははじめてでした。

――それって、先生のエネルギーが上がっているからですか。それとも香坂さんの

エネルギーが上がってきたからなのですか?

先生の方が上がっていらっしゃるのでしょう。同時に、私もそれを受ける状態が良くなっているということかもしれません。もしかしたら、バンと直接来るのかもしれません。ですから、先生と直接つながっているということを、このような体験を通じて実感できるわけです。本当に不思議でなりません。

――最後に、何か先生におっしゃりたいことがありますか。

先生は、「自分がしていることは、普通のことで特別なことではない。誰にでもできる」とおっしゃっています。だから、これからは、ガンだって普通に治っていくのではないでしょうか。

「ガンは治らない」などということはなくなると、本気で思うようになりました。気持ちを変えるだけで、病気が良くなるのですから。先生は、そのきっかけをつくってくださっているのです。

私自身、日常生活で腹が立つことが格段に少なくなりましたし、この部分は嫌だなと思う性格が改善されていくのを感じています。先生にお会いできたことを、本当に感謝しています。

とにかく、私はもう大丈夫だという自信がつきました。ですから、これからは人のためにできることがあれば、何でもしていきたいと考えています。先生はいつも「好きなことは、なんでもできる。できないことはないんですよ」と、おっしゃっていますが、私もつくづく「そうだなあ」って、思っています。

2　再検査で、「肝臓ガン」は「異常なし」に変わった

鹿島実郎さん（仮名）　七十二歳　鹿児島県肝属郡在住　漁業

鹿児島県の佐多町で漁業を営んでおられる鹿島さんは、若い頃の十五年間、陸上自衛隊に勤務されていました。その後、地元に戻り、漁業を生業に、組合長さんをはじめ町会議員を五期も勤めていらっしゃいます。

その鹿島さんが、まだ海に潜っておられた頃の鹿児島の海は、それこそ宝の山だったそうです。半日も潜ればかなりの収穫があって、とても豊かに暮らして行けたそうです。

しかし、その豊かな暮らしが、鹿島さんの体に病気の種をばら蒔くことになってしまったようです。もともと甘い物が大好きだった鹿島さんは、食欲に任せては、甘い物（特に果物）をはじめ、おいしいものを毎日毎日たくさん食べたそうです。

「だから、今から考えると、病気になるのも当たり前だったんです」

糖尿病を患い、半身麻痺をお不動様の御祓いで治した

――今も現役で働いていらっしゃるのですか。

今は、もう潜ってはいません。しかし、昭和六十年から地域の漁業組合長をしています。定置網などをしているのですが、何人かで共同出資をして、ひとつのグループをつくっているのです。

グループ内では、水揚げ量に応じて平等に配当しています。配当の仕方については、いろいろな意見があって、多く仕事をした者が多く配当を得るようなやり方がいいという人もいます。いわゆる実力主義ですね。しかし、私はみんなに同じように配当をする平等主義を貫いています。

ある時期に実力主義に傾きかけたこともあったのですが、その頃の私は体重が八十キロほどもあり、いかにも大将という風体でしたから、私の意見が通ったのです。

――鹿島さんはいろいろな病歴をお持ちですね。まず最初は、糖尿病ですか。

そうです。五十歳を過ぎた頃、妹が離婚しまして、その後に鬱《うつ》病になりました。それで、兄の私としてはいろいろとショックで、入院の世話をしなければならなかったし、その他にも多くの心配を抱えていて、今思うと、それらの心労が原因で糖尿病になったのですね。

糖尿病は、三週間ほど入院することによって良くなりました。このとき、体重も七十三キロくらいに落ちました。

糖尿病が良くなったあと、しばらくの間は、定期的に検診を受けたりして、それなりに気をつけていました。それが、そのうちに年一回の検診を怠るようになってしまい、生活もいつの間にかもとに戻ってしまいました。

そんな中で、平成二年に風邪をひいたのですが、そのあと声が出なくなったのです。これはいったいどうしたことかと、慌てて病院に行って血液検査をしたら、なんと血糖値が二四〇まで上がっていました。あらためて体重をはかると、またもや八十キロに戻っていました。

もちろん、即入院です。このときは、三ヶ月間入院しました。

――それから、顔面麻痺になられた……。

最初は、右半身麻痺になりました。昭和五十四年頃のことです。道を歩いていて、なにかまたごうとしたとき、飛ぶことができなかったのです。びっくりしました。唾を吐きたくても、唾を飛ばすことができませんでした。

それで、女房の兄嫁に、お不動様の霊感治療が効きめがあると聞いて、さっそく出かけていきました。そうして、そのお不動様の近くの温泉に入りながら、二ヶ月間治療をしてもらいました。

最初、祈祷師が「死んだ人の霊がついている」といって、お祓いをしてくれたのですが、そうしたら、それまで自分ではどうしても履けなかったズボンが、履けるようになったのです。

そこにはいろいろな症状の人がいましたが、だいたい治っていました。ただ、パーキンソン病の人だけは治らずに、とうとう自殺してしまいましたが。

――どうして病院には行かなかったのですか。

病院に行けば、私の場合、「潜水病だ」と診断されるのがわかっていましたから。そうなると、医者は「潜水してはだめだ」と言うでしょう。そんなことを言われるのは御免でしたから、病院には行かなかったのです。

それで、兄嫁の紹介でお不動様の祈祷師のところに行って、私の場合は、幸いにしてだいたい二ヶ月で、右半身麻痺が治ったわけです。

顔面神経痛が出たのは、右半身麻痺が治った後のことでした。この顔面神経痛の方は、たった一回の治療で治りました。治療費は一回二千円でした。

でも、さすがにこの祈祷師の先生も、私の大腸ガンのことはわからなかったみたいです。

大腸ガンのあと、まさかの肝臓ガンに

――糖尿病、右半身麻痺、顔面神経痛のあとに、大腸ガンが待ち受けていたわけですね。

娘が私の体を心配してさんざん勧めるものですから、糖尿病で入院したあと、健康診断

だけは受けるようにしていたのです。

そうしたところ、あるとき、「しばらく大腸ガンの検査をしていないから、そろそろしておこうか」と言われ、腸検査をすることになりました。

ところが、検査のときにお腹の中に入れたバリウムが、下剤を飲んでもどうしても出ないのです。お腹が膨らんできて痛みも出て、さんざん苦労したすえに、やっと出たのですが、「こりゃ、再検査だな」と言われました。

その再検査で、大腸ガンの他、S状結腸（結腸は、小腸で消化された食物から水分を吸収する大腸の主要部分。上行・横行・下行およびS状結腸の別があり、直腸に続く）に潰瘍があるとわかりました。病院からは、すぐに手術をしろと言われました。それが、平成十二年四月のことで、五月に入院をして、六月に手術をしました。

手術後も毎月検査をしていましたが、翌々年の平成十四年に撮ったCT検査で、「肝臓がやや大きくなっていて影ができている」と言われたのです。

もうびっくりして、帰宅してから医学書を読むと、なんと「影は腫瘍でありガンである」とはっきり書いてあるではありませんか。つまり、肝臓ガンだというわけです。これはいかんと、すぐに野島先生にお願いすることにしました。病院には二週間の猶予をもらいました。

――ということは、野島先生のことはすでにご存じだったのですか。

娘の仲人をしてくれた園長先生が、たまたま熱心なのじま医院の患者さんだったのです。娘から私の大腸ガンの話を聞いた先生が、「ぜひお父さんに」と、野島先生の『病気を治すには』という本を渡してくれていたのです。

それで、野島先生のことはもうずいぶん前から知っていたのですが、その後、私よりも女房の方を先に診ていただいていたのです。というのも、女房は更年期障害がひどくて、それこそあちこちの祈祷所や病院にかかっていたからです。

だから、自分も糖尿病の気が多少あったのですが、それより女房の方が先だと言って、のじま医院に連れていったのが最初でした。平成十三年十二月二十五日のクリスマスの日のことです。

私が大腸ガンで手術をしたのは、その前の年ですが、今から思えば、もっと早くここに来ていれば、ガンなどにならないですんだのにと残念でなりません。

その後、私と女房は遠隔治療の会員になりました。そして、今回、肝臓ガンの疑いで再検査をしなければならないことを野島先生に電話で報告したのです。すると、先生は、「明日来れたら、来なさい」と行ってくださいました。もちろん、すぐに行って、治療をしていただきました。

なんと、影が消えていた！

――そのあと、病院に行かれたのですか。

一ヶ月後の四月（平成十四年）に精密検査のために入院しました。

――それで結果はどうだったのですか。

それが、どこにも異常が見つかりませんでした。担当の先生方は、少し前に撮ったCT写真と今回撮ったものとを一生懸命見比べて、首をかしげて見ておられるのですが、影もなくなっていて、どこにも見当たらないのです。なんせ、一ヶ月前のカルテには、「肝臓ガン・一ヶ月後に入院・手術の予定」と書かれてあったのですから、先生としては不思議でしたでしょうね。

それで、「異常なし」ということで即退院となりました。

――ガンになった原因として、鹿島さんご自身に何か心当たりがありますか？

私たち町会議員は、たまに研修旅行に出かけるのですが、ちょうど私が大腸ガンになった平成十二年も、五月初旬あたりに北海道に行こうという話が持ち上がっていました。北海道の風力発電を見学に行こうということになっていたのです。

とにかく、彼らは何かにかこつけて、どこかに行きたがるのです。私にしてみれば、風力発電なぞ、写真で見ればそれでいいじゃないかということで、行きたくありませんでした。北海道には、すでに二回も行っていたわけですし。

ああ、北海道には行きたくない、行きたくないと、毎日考えていて、その思いが強すぎて、見事お腹に影響してしまったのではないかと思っています。というのも、私はあの頃、下痢が止まらなくなって、腹でも痛くなれば、旅行に行かなくてすむだろうと、本当に考えていたのです。

それに、私には、議員になどなりたくなかったという気持ちを、いつまでも引きずっているようなところもありました。

議員になるには、みんなに頭を下げなければならなかったし、親戚にもいろいろ迷惑をかけますしね。だから、最初はずっと断ってきたのですが、あるときから断りきれなくなってしまったのです。

――最後に、野島先生におっしゃりたいこと、印象に残っていることなどありましたらお聞かせください。

先生のご本を読んだり、ビデオを見たり、講演会に行かせていただいたりしております。

先生は、私が最も望んでいた通りの治療をしてくださいます。

先生の理想とされる姿を目指して励んでいますが、なかなか思うようには行かず反省の日々です。それでも、先生を信じて、今後も努力してまいりたいと思っておりますので、どうぞお導きください。

先生、本当に有難うございます。

3　末期の胃ガンが、告知一週間後には消えていた

宮坂香月さん（仮名）　四十五歳　鹿児島市在住　学生

宮坂香月さんは、平成十四年の五月、友達から十二指腸ガンになったことを告げられました。そのとき、体中に寒けが走ったと言います。

宮坂さんご自身、それまで胃がしばしば痛いと感じていたこともあり、何事も早期発見で治しておいた方がよいと、二日後、生まれて初めて胃カメラを飲みました。すると、病院から一週間後にまた来るように言われました。

一週間後、病院から直接電話がかかり、「四時には必ず来てください」と念を押されました。なぜわざわざ電話なんか、と不思議に思いながらも宮坂さんは約束の時間に病院を訪ねました。

すると、担当の先生は、宮坂さんが一人で来たことにひどく驚き、

「ちょっと覚悟して聞いてね」

と言い置いてから、

「胃ガンの末期です。できている場所も悪いので、すぐに全摘出手術をしましょう」

と、言ったそうです。

そのとき医師は、宮坂さんにはガンは一ヶ所と説明しましたが、後にカルテをよく見ると、「スキルスガン(scirrhous。間質の線維結合組織の増生が強く、癌細胞が浸潤《しんじゅん》性に増殖する進行の早い癌)」と書かれてあり、そのスキルスガン全部を胃が包んでいる状態になっていたことがわかりました。医師は後に、付き添ってもらった従姉妹に、そう詳しく説明しています。

そして、「これは急がなければいけないんだよ」と、自ら鹿児島医師会病院に入院の手配までしてくれて、宮坂さんは翌週の月曜日には入院することになりました。

末期ガンの告知後、一週間の間に痕跡さえも消えた

——自覚症状はあったのですか?

胃はずっと痛かったですね。暴飲暴食がひどかったですから。でも小さい頃から、胃が

痛いのには馴れてしまっていたせいか、特に気にもしていませんでした。薬を飲んだこともありません。

――激痛はなかったのですか。

その辺が自分でもよくわからないのです。鈍いのでしょうか。もう慢性的になっていましたから。ただ、その頃になって食欲が落ちてきていたので、少しは気になっていました。体重もやや減ったかなというくらいで、ほとんど変わらなかったですし。

――すぐに野島先生のところに行かれたようですが、野島先生のことは以前からご存じだったのですか。

友人から聞いて知っていました。その人はそれほどたいした病気でかかっていたわけではないのですが、「のじま医院ではガンの人もよく治っているのよね」と聞いていたのです。それが、印象に残っていました。

それで、ガンだと告知された次の朝、野島先生に電話をしました。胃ガンで早急に手術をするように言われたことなどを話すと、先生は、

「それなら、切れば」

と、おっしゃいました。

私は、むっとして、

「とんでもない。切りたくないから、電話をしたのです」

と、答えました。すると、

「じゃあ、僕のエネルギーを感じられるかな？　胃の上に手を置いて、十分したら電話をください」

と、おっしゃいました。

そこで、言われた通り胃の上に手を置き、じっと目をつぶっていました。心の中では、「有難うございます」とだけ言っていたような気がします。

すると、突然体の中をバーッと風が通ったのです。手に穴が開いたかと思うほどの勢いでした。びっくりして手を見たりしたのですが、もちろん穴なんて開くわけがありません。

十分経って、電話をしなければと立ち上がったものの、何か酔っぱらったような感じで、

まっすぐに歩けないのです。これはいったい何なんだと思いながら、とにかく感じたままを先生に報告しました。すると先生は、

「よし、おいで」

と、言ってくださいました。

ですから、私は、金曜日に告知を受けて、二十四時間もたたないうちに、のじま医院に行くことになったのです。

——治療は一回だけですか。

いいえ。土、日、月曜と入院させていただきました。初日の土曜日は、「泊まっていきなさい」と言われたので、そのようにすると、偶然、日曜日と月曜日にキャンセルが出て、三泊させてもらい、治療も三回していただきました。

その三回目の治療のとき、先生が「もう治りましたよ」と、おっしゃいましたので、鹿児島の病院の方はキャンセルしました。本当は、その月曜日に鹿児島の病院に入院することになっていたのです。

そうして、火曜日に家に帰り、翌日の水曜日に、従姉妹に付き添ってもらって、鹿児島の病院に告知を受けに行ったのです。

そこで、「なぜ月曜日に入院しなかったの」と、ひどく怒られたのですが、

「もう一ヶ所、別のところへ行って確かめさせてください。セカンドオピニオンを求めたいのです」

と、頼み込み、木曜日の夕方にカルテ一式を受け取ると、別の大きな病院で再び胃カメラを飲みました。

——それで、結果はどうでしたか。

検査が終わったあと、担当の医師が「何で来たの？」と聞くのです。胃カメラを飲んでいる間も、先生は私の胃の映像を見ながら、

「きれいだねえ。四十代でこんなきれいな胃をしている人は見たことない。上等、上等」

と、おっしゃっていました。

それで、あれっと思った私は、本当の理由を話すのをやめて、

「ちょっと、健康診断のためです」

と、答えました。

すると、その先生は、笑いながら、

「身近な人が、ガンにでもなったんですか」

と、言っていました。私が別の病院で、ほんのちょっと前に、末期の胃ガンを告知されていたなどとは、夢にも思っていなかったでしょうね。

それにしても驚きますよね。痕跡までなくなっていたのですから。私は、このときも従姉妹に病院について来てもらっていたのですが、その話を聞いた従姉妹は、目の前でボロボロ泣いていました。

のじま医院に入院中、不思議な体験をした

――ということは、のじま医院に入院中の三泊四日の間に、治ったということですね。

実は、野島先生にも（話すと笑われそうなので）話していないことが入院中あったので

す。

入院して三日目の夜のことです。消灯後の真っ暗な中で、隣の人と話をしていると、突然、私の体の上で、ものすごい大きなダイヤモンドがクルクル回り出したのです。それが本当にきれいな色で、紫だったりブルーだったりグリーンだったりしました。

それで、隣の人には、

「今、すごくきれいなメッセージのようなものが来ているみたいだから、ちょっとごめんね」

と、言って、しばしそれを見て楽しんでいたのです。すると、

「いつまで神の子でいるんだ。いつまで子どもでいるんだ。いいかげん神そのものになってくれ。なんのために肉体を持たして、そこに降ろしたんだ」

という声が、はっきり聞こえてきました。

私は、もともと見えないものに興味を持っていましたし、性格上そういう癖があるのかもしれませんが、その瞬間、私は絶対に治っていると確信できたのです。

野島先生も、

「ガンが二日で治った人がいるよ。よかったね、よかったね」

と、おっしゃるのですが、正直言って、自分でもいったい何が起きたのかはよくわからないのです。

――それまでも精神世界のことについて、いろいろ勉強されていたのですか。

興味がありましたから、本もたくさん読みましたし、いろいろな人に会ったり、お話をうかがったりもしていました。

「夫には感謝している」と思ってはいたが、本当は許していなかった

――病気になった原因には、お心当たりがありますか？

おそらく主人とのことが原因じゃなかったのかと、今では思っています。主人は五年前に亡くなったのですが、ものすごい葛藤がありました。

――ということは、ご主人とよく喧嘩をされた……。

いえ、逆です。まるで喧嘩ができなかったのです。私は、何か言いたいことがあっても、自分が黙って我慢すれば丸く治まるのだからと、何も言いませんでした。

でも、それっていちばん危険なのですよね。我慢もギリギリのところまで来ると、突然プッツンと切れてしまって、もう一緒にいたくないという状態になってしまうのです。

それで、私たちは別居しました。私は、仕事を持っていましたので、仕事場としてすぐそばにひとつ小さな部屋を借りて、子どもたち（男、女、男の三人）も一緒にそこに移りました。

そんな感じで別居に踏み切ったのですが、近くでもあったので、主人のところへはよく行ったり来たりしていました。

――別居はしても、離婚までには至らなかったわけですね。

主人が、どうしても承知してくれなかったのです。世間体も気にしていたと思います。

――それで、しばらくしてご主人はお亡くなりになったわけですが、何か思い当たることは？

直接の原因が何であったかはわかりませんが、私への恨みつらみがあったことは、確かでしょう。残されたものを読むと、そうだったのかなあと思えますから。

実は、最初の治療のときに先生が、

「手術するしないは、あなただけの問題ではないからね」

と、おっしゃったので、

「主人を亡くしていて、もう子どもだけですから」

と、答えました。すると、

「あなたの魂が高ければ、そういうことにならなかったのにね」

とおっしゃいました。そのとき、私は、

「はい」

と、だけ答えました。いつもそう思っていましたから。すると、先生は、

「もう許しなさいよ」

と、おっしゃったのです。

それを聞いて、私は一晩考えました。自分としては、許しているつもりなのに、なぜ先生はあんなことを言うのだろうと思ったのです。それで、翌日、

「先生、私はとっくに夫を許しています。感謝をしているほどです」

と、言うと、先生は、

「人間レベルではね」

と、おっしゃいました。

そのとき、ふと、短大に行っている娘に対して、かつて私が言った言葉を思い出しました。それは、「夫を許している」とか「今では感謝しているほど」という内容には、ほど遠い言葉でした。

そうなんだ。先生はこのことをおっしゃっていたんだ。私がいくら「感謝している、許している」と思っても、それはうわべだけのことで、心底許していたわけではなかったんだ。そのことを、先生は「人間レベルでは」というふうに表現されたんだ——。

そう気づいた私は、愕然とし、それからいろんな思いが心の中をぐるぐる回るのを感じました。

まだ死ねない。今私が死んだら、大変なことになってしまう。三人の子どもが、孤児になってしまう。主人の両親とは断絶状態ですし、私の父はもう亡くなっているので、母も一人になってしまう。

そう思ったとき、針山のてっぺんに立ち、ちょっと押されればまっさかさまに落ちていく自分の姿が浮かんできました。ここは、もう地面に這いつくばってでも生きていかなければならない。

ごめんなさい。私が悪かったことは、全部謝ります。ごめんなさい、ごめんなさい。どうか私を、もうしばらくの間この世に置いておいてください。そう私は、謝り続けました。

――そのとき、あなたははじめて、本当にご主人を許されたのですね。

そうですね。そうだと思います。

病気は自分自身がつくったことだけは、なぜか最初からわかっていた

――思いが病をつくるというのは本当なのですね。

本当にその通りです。今でこそ少なくなってきましたが、まだここ一年くらいは、私の中には傲慢な「あなたと私は別物よ」みたいな気持ちがありました。それが少しでも顔を出すと、また痛みが来て、そのことが私に気づかせてくれました。

特にこの数ヶ月間は、ひどい状態でした。自分が病気であることも忘れて、やりたいことをやり続けました。見たいものを見、聞きたいものを聞き、行きたい所に行き、会いたい人に会うというように、自分の欲求を満たすことに邁進しました。

そうしたら、ある日、体が動かなくなってしまったのです。友達と買い物に行こうとして車から降りたものの、足が動かないのです。慌てて病院に連れて行ってもらうと、

「なんていう顔色しているの」

って言われて……。完全な貧血でした。

野島先生に遠隔治療をしていただきながら、そのことを話すと、

「治るとね、人間は忘れるんだよね、病気だったってことを。自分の肉体を傲慢に使うんだよね」

と、言われてしまいました。

――今鍼灸の方の勉強をされていらっしゃるそうですが、将来エネルギー治療のお仕事をされるおつもりなのですか。

二年前に父が亡くなり、残してくれた遺産があるので、もう一度勉強をしてみようと思い立ちました。先生からも、「鍼灸の学校に行って国家資格を取れるといい」と言われました。

はたして、私にできるのかどうかわかりませんが、友達に「触って」と言われて、手を置き、「我は生命なり」とか「我は神なり」「あなたが幸せでありますように」などの言葉を言っていると、本当にみんな良くなっていくみたいなのです。痛みも取れたと言ってくれます。ただし、三年後に自分がどういうふうに治療していくのかとなると、ちょっと想像つきませんが。

「スキルス性の末期ガン」と診断した先生が、「異常なし」と書き込んだ

――もし、病院で勧められるままに胃の切除を受けていたら、今ごろどうなっていたと思われますか。

おそらく、私が今こうしてこの場にいることはなかったでしょう。

実は、あれには後日談があるのです。平成十四年の八月のお盆前、ある知人が、私が完全に治ったことを他の病院で話したのです。すると、そこの病院の先生が、たまたま最初に私が告知を受けた病院の院長と友人だったらしく、「その人はいったい誰なの」と聞かれたそうです。

それで、知人は私の名前を教えたのですが、するとすぐにその先生は友達の院長に電話をして、

「あんたのところに宮坂という患者がいたでしょう」

と、確かめられたそうです。

そこで、その病院から私に電話がはいり、

「その後どうですか」

と、聞かれました。隠す必要もないので、

「とても元気です」

と、嫌みにならないように明るく答えると、

「なんでなんですか?」

って、聞いてくるんです。さすがに、死んでいるはずなのに、というようなニュアンスではありませんでしたが、半信半疑どころか、どうにも信じられないといった様子でした。

そこで、これは順を追って、ていねいにご説明しなければならないと思い、

「では、お目にかかってから話しますから」

と、ひとまず電話を切って、後日、その病院を訪ねたのです。


——それで、スキルス性の末期ガンで、すぐさま胃を全摘出しなければ危ないとおっしゃった先生と、再び対面されたわけですね。

そうなんです。その先生は、いかにも不審だと言わんばかりに、

「今は、どういう状態ですか」

と、聞いてきました。そこで、一週間後に別の病院で写した胃カメラの写真を見せたのですが、その先生は二枚を見比べて、

「えーっ！　こんなになるの」

と、目を丸くしました。

その後、おもむろに自分のところのカルテに「異常なし」と書き込んで、

「お願いだから、もう一度検査をさせてくれないかなあ」

と、頭を下げられました。

もちろん、再検査はしていません。

4　そのことに気づいたとき、三つのガンが消えた

神坂雅代さん（仮名）　五十九歳　鹿児島県始良《あいら》群在住旅館業

鹿児島で旅館を営む神坂さんは、平成十四年八月に胃ガンと診断され、九月に鹿児島大学病院で胃の全摘出手術を受けました。そのとき、膵臓も半分摘出しています。

そして、四十日間の入院中、抗ガン剤を二回打ちました。それは、抗ガン剤を一回打っては一週間休み、また一回打つという形でした。

抗ガン剤の一回目は、熱が出る程度の副作用ですんだものの、二回目のときはかなりひどい状態になり、自分の手足がバラバラになったような感覚に陥り、苦しみました。

そうして、処方された薬を全て飲みきった頃に、髪の毛は全部抜け、頭痛がして、目の前に常に虫が飛び交っている飛蚊《ひぶん》症のような症状に悩まされました。便も十日間くらい出ない日が続きました。

これ以上、大学病院で治療を続けていては危険だと感じた神坂さんは、「今後は個人病院

で治療を受けたいので、転院したい」と申し出ました。それは、手術をしてから四十日ほど経った頃で、そろそろ三度目の抗ガン剤治療を受けなければならない頃のことでした。

大学病院側も、それなりに考えたようで、「今後は、個人病院に移って、大学病院の指示通りの治療をするという条件で」ということで、神坂さんはひとまず退院することに成功しました。

抗ガン剤治療の恐ろしさに、もう二度とやらないと決心した

――個人病院は見つかり、転院はスムーズにいったのでしょうか。

行きたいと思っていた個人病院はいっぱいで、「ベッドがないから少し待ってください」と言われました。それで、三日ほど自宅で待機しているときに、抗ガン剤の恐ろしさについて詳しく書かれた本を読んだのです。

その中で、白血球の数についての記述が、特に気になりました。私は、大学病院から「白血球数は普通ですよ」と言われていたので、多少は少なくはなっているかもしれないけれども、四〇〇〇くらい（普通は六〇〇〇くらい）はあるだろうと、勝手に思い込んでいま

した。

それで、三日ほど家で待機して、予定していた個人病院に入り、さっそく白血球数を聞いたんです。すると、なんと二七〇〇しかなかったんです。二七〇〇と聞いて、私は愕然としました。こんな低い値で抗ガン剤を打てば、免疫力もない私はいっぺんに肺炎を起こしてしまうと思ったのです。

そこで私は、個人病院の先生に頼んで、大学病院からの指示を断ってほしいと頼みました。というより、抗ガン剤の治療は金輪際やめようと決心しました。このまま抗ガン剤治療を続けたならば、よい細胞までみんな殺してしまいかねないと思ったからです。

――抗ガン剤の副作用は、本当に凄まじいそうですね。

それはもうひどいものです。その後も、飛蚊症はずっと続いていましたし、頭の皮膚もアスファルトのような感じで、痛くて石鹸もつけられない状態になっていました。だから、そのときはもう、ガンというものは現代医学では絶対に治らないのだということが、私の中では確信のようなものになっていました。

みんなが「ガンだ、ガンだ」と言っているのは、花でいえばちょうど開いて咲いた部分であり、その部分はレントゲンなどに写ったり目に見えたりしても、その他に枝もあれば葉も根もあるわけです。
でも、そっちの方は、絶対に目に見えない。だから、手術をして、目に見える悪い部分だけを取っても、目に見えない、ガンの本当の原因の分は、ずうっと残っているのだと思ったのです。

――それで、抗ガン剤治療をやめられて、そのあとどうされたのですか。

そのあとは、ありとあらゆる健康食品に頼ったりしました。後に野島先生のところに行くようになってからも、隠れて飲み続けていました。とにかくよいと言われた健康食品は片っ端から飲みました。金額にすると、一日に四、五万円くらい飲んでいたでしょうか。
それを、三、四ヶ月も続けたわけですから、それだけでも五〇〇万円から六〇〇万円くらい使ったことになりますね。それで効果のある人もいるのでしょうが、私の場合は効果はなかったです。

――それ以降、大学病院の方へは行かれていないのですか。

十一月には、肝臓と肝臓リンパと腹部リンパにも転移していることがわかりましたが、大学病院には挨拶をかねて、その月の終わり頃に行っただけです。

そのときも、先生から、

「今のうちなら抗ガン剤も効くから」

と、言われましたが、

「考えさせてほしい」

と、答えました。すると、

「このままでは、腹水が溜まって、車椅子生活になりますよ」

と、はっきり宣告されてしまいました。

野島先生を受け入れられず、病気は悪くなるばかりだった

――のじま医院のことは、どこでお知りになったのですか。

大学病院に入院中、隣の患者さんの息子さんが、たまたま野島先生の本を持っていたのです。それを貸してもらって、読みました。読みながら、ああ、この先生なら自分の考えと一致している、とにかく一度行ってみようと思ったのです。

ですから、実を言いますと、そのときからのじま医院の方に移りたいとは思っていたのですが、なかなか予約が取れなかったのです。そこで、仕方なく大学病院から個人病院に移り、のじま医院のベッドの空くのを待っていました。

野島先生については、実際にお目にかかる前に、すでに不思議な体験をしています。平成十四年の暮れのことですが、先生にお願いして本を送っていただいた夜に、夢の中に出てこられたのです。先生が、フーチ（振り子による測定）をされながらグルグル回り、私の隣まで来られ、にこにこ笑っておられたのです。

もちろん、そのときはまだ先生を直接知りませんでしたので、その人が先生ご本人であるとは思ってもみませんでした。だから、夢から覚めて、あの人はいったい誰だったのだろうと思っていたのです。

そのあとで、のじま医院から送ってもらったビデオを見たら、なんと夢の人と同一人物ではありませんか。ああ、あの人が野島先生だったのかと、本当に驚きました。

そんなこともあって、とにかく早くお会いしたかったのですが、なかなか予約が取れず、翌年になって、ようやく二月二十五日の予約が取れました。

お正月が明けた一月末、腹水が溜まり出し、お腹がものすごく痛くなってきました。これじゃ、予約の日まで待っていられないと思い、

「もう時間がありません」

と、無理やりのじま医院のドアを叩いたら、先生が診てくれたのです。そのとき、私は、はじめて野島先生にお目にかかりました。


——最初に先生に治療してもらったときの印象はどうでしたか。


それが、本やビデオではいろいろ理解しているつもりでいたのですが、実際に治療をしてもらうと、あまりにも現代医学とは違うやり方なので、最初のうちは戸惑いの方が大きかったですね。

先生は首や足を触っているだけなので、この人はいったい何をしているんだろうと思っ

ていました。それよりも、とにかく私の病気を治してほしい、治してほしいの一点張りでした。

ですから、先生との間に信頼関係も築けず、「自分も神だ、あなたも神だ」などと言っている先生はなんて変な人なんだろう、不思議なことを言う人だとしか思っていなかったのです。それどころか、「私の中に本当に神がいるのなら、なんでこんな痛みを与えるのよ」と、そんなふうに恨んだりもしていました。

ですから、そのときは十日間もいたのに、良くなるどころか悪くなる一方で、お腹が痛く痛くて、たまりませんでした。

――ということは、最初の治療では、良くならなかったわけですね。

はい。ですから、最初はあんなに行きたいと思っていたのじま医院だったのに、とうとう見切りをつけて、再び前の病院に戻ったのです。

その前の病院に戻った時点で、もうかなり悪くなっていて、腹水は溜まる一方でした。

そして、私があまりにも苦しむものですから、先生も、

「抗ガン剤を打ちましょう。そして、痛みを止めましょう」

と、おっしゃって、お腹に直接打ってもらったり、座薬の痛み止め（モルヒネ）も八時間おきに入れてもらいました。それでも、痛みは止まりませんでした。そのような激痛の連続に、二ヶ月間も耐え続けたのです。

その頃にはもう病院の方から家族に、「時間の問題だ」との知らせが入っていたようです。私自身も、もう私は死ぬのだなあ、ということを意識するようになっていました。五十三キロあった体重も四十二キロになり、さらに七キロやせて三十五キロにまで落ちて、まさにガリガリといった感じでした。

――そのような状態になって、もう一度、野島先生のところに行かれたのですね。

野島先生には、死ぬ前に、どうしてもご挨拶しておきたいと思っていたのですが、お腹が痛くて痛くて、なかなか行く決心がつきませんでした。

それが、ある朝、付き添ってくれていた主人が、窓のカーテンを開けると、空が真っ青に晴れ渡っていたのです。それを見たとたん、ああ、今日しかないと思い、主人に「野島先生のところに連れて行って」と頼みました。

そのときはもう、私は自力では歩けませんでしたが、偶然にも野島先生の患者さんで、それまでまったく面識もなかった人が、一緒に付き添って連れて行ってくれたのです。

一本目の転移ガンは、主人に対する悪のせいだった

——それで、先生に治療してもらえたのですね。


先生は、私を見るなり「入院しなさい」と言ってくださいました。ですから、私も、「ああ、きっとここが最後の場所になるだろう。ご迷惑をかけるけど、お世話になろう」と、思いました。

そんな私を、先生も奥様も一生懸命看病してくださいました。それを見ているうちに、私もまた一時でもいいから、しっかり自分の足で歩いて、お二人のご好意に感謝を表したい、そのための一時の命がほしいと、心から思ったのです。

鹿児島弁に「ずんだれ」っていう言葉があります。ぐずぐずしないで、ピシッとしてもう一度気張ろうという意味ですが、そのときの私も、もう死んだっていいじゃないか、そ

う思えるようになったのです。

――先生から、何か言葉をかけられましたか。

「悪に気をつけなさいよ」

と、言われました。それで、痛みをこらえながら、自分は何か悪いことをしたかなあ、何が悪いのかなあと、そればかりを考えました。

のじま医院に来られたことに感謝をし、これからは野島先生に私の体を全て投げ出そうと決心したものの、あまりの痛さにこらえきれず、実は個人病院から渡されていた麻薬の痛み止めを使ったんです。たった一度だけですが、私は使ってしまったんです。その後、二日間にわたってものすごい苦しみに襲われましたが、それっきり麻薬を使いませんでした。

そうこうしているうちに、突然、自分の中の悪はこれだと気づくときがやってきたのです。それは、人を殺したり、怪我をさせたりするようなものではなく、私の場合は、自分の言霊《ことだま》の悪だったのです。

――言霊の悪、ですか。

私の体には、そのとき三つの大きなガンがありました。真ん中の肝臓とその両側にあるリンパに、それぞれガンがあったのです。その三つの大きなガンが、交代で次々に痛んでは、私を苦しめていたのです。

ですから、私には三つの悪があったということです。その三つの悪のうちのひとつは、主人に対するものでした。

――ご主人に対する悪とは、いったいどのような？

恨みとか憎しみではなく、私が主人に発した言葉です。それもたくさん。

あるとき主人に、

「あなたは、給料を受け取っても『ありがとう』と言ったことがないよね」

と、言われたことがありました。そのとき私は、すかさず、

「だって、家のローンもあるじゃない。私だって何の贅沢していないのよ。贅沢もさせてくれるくらいのお金をもらってきてくれたら、私も素直に『ありがとう』と言えるわよ」と、言い返したのです。

そのときの主人の寂しそうな様子が、今の主人の後ろ姿にピタッと重なったのです。今主人は、病院に寝泊まりし、付き添ってくれています。その主人が、私を起こしてはいけないと、そうっとドアを開けて出て行ったりするのですが、その後ろ姿に……。

ああ、こんなにも私を心配してくれて、優しくしてくれている主人に、私はなんてひどいことを言っていたのだろうと……。それから次々に……私が主人に投げかけた……ひどい言葉が……浮かんできてしまって……。

すると……どうしたことか、パッと患部の痛みがやわらいだのです。私は、もう、びっくりして……。いったいこれは何なの、と思いました。本当に、痛みがスパッと取れたのです。そのとき、野島先生は、やはり神なのだと思いました。

あとの二つのガンは、子どもと母だった

――そうしますと、あと二つの悪というのは……。

二つめは子供です。しっかりと躾《しつ》けようと、私は子どもたちをかなり厳しく育ててきました。叩いたことも、何度かありました。でも本当は、そうやって、自分の考えを押しつけていたのです。そう思ったとたん、二つめの痛みも消えました。嘘だと思われるでしょうが、これは本当です。

最後の痛みは真ん中の子宮のあたりで、それが陣痛のように痛むのです。これは、母でした。

私は母に、結婚を反対されたのです。姉妹ばかりの中で、母は私を呉服屋の跡継ぎにしようとして婿養子の相手まで決めていました。でも、私は母に逆らって、今の主人と結婚してしまったのです。

だから、私が結婚して、一年後に母が亡くなったときも、私の結婚に反対するから、心を病んで命を縮めたのだと思ったくらいでした。そんな母への恨みが、いつも私の心の底にありました。親に感謝をするどころか、墓参りに行っても、「お母さん、私は私で苦しんだんだからね」と、自分の言い訳ばかりをしていたのです。

それが、のじま医院で、この痛みは母なのかもしれないと思ったとき、小さいときのことが、あとからあとから甦ってきて、母にどんなに可愛がられてきたかを、思い出したのです。それなのに、私は母を苦しめました。それが、私の痛みの原因なのだ。そう思った瞬間に、最後の痛みがパンと、取れてしまいました。

――それからは、もうどこも痛まなくなったのですか。

完全になくなったわけではありません。何かあって動揺したり、感情が走ったりすると、私の場合すぐに痛みがきます。だから、なるべく感情を激しく動かさないように心がけています。

本当に、最近になってようやく、先生のおっしゃる「言霊」ということの意味がよくわかるようになりました。

例えば、たまにお風呂屋さんに行くと、私の手術の傷を見た人たちから、

「どうしたの」

と聞かれます。そこで、正直に、

「ガンなんです」

と、答えると、

「ガンは、死ぬのよねえ」

などと平気で言ってきたりするわけです。

悪気はないのでしょうが、ガンにかかっている人に対して、この言葉は相当に強烈です。グサッときて、とたんに具合が悪くなってもおかしくはないくらいに、良くない言葉です。良い言葉は人に生きる力を与え、悪い言葉は、その人の病気を悪くさせます。それが、言霊のひとつの大きな側面です。

悪い言葉を投げつけられても、今の私は笑って聞き流すことができます。そして、ああ、私もかつてはあの人と同じように、人に対して悪い言霊を投げかけていたなあと、素直に反省したりするわけです。


――転移したガンの方はどうなりましたか。

もうなくなっています。血液検査で、肝臓機能も白血球数も赤血球数も正常値でしたから。

二月に入院して四十日目くらいに、先生からも「もう大丈夫だから」と言われました。

――その他に、何か印象的なことがあればお話しください。

ちょっと話が前後しますが、入院して十日後、お尻から腹水がパーッと出ました。それも、突然です。これは、本当に不思議なことです。腹水がなぜお尻から出るのか、いまだにわかりません。

それと、先生が、

「お嫁さんが治療を受けたら、お母さんはもっと良くなりますよ」

と、おっしゃいました。

そこで、言われた通りにお嫁さんに治療を受けてもらったのですが、そのとき、お嫁さんは、

「先生の手から、青と黄色と白の光が、パーッと出た」

と、言うのです。私のお尻から腹水が出たのは、その直後のことでした。

だから、私の家族はみな野島先生は神であると信じています。私は、先生から命をいた

だいたと思っています。

入院してから五日間、先生は香坂さんのお母さんが栽培しておられる黄色のランの花を、「この花には、エネルギーがあるから」

ということで、毎日病室に届けてくれました。

すると、夜中になると決まってびっしょり汗をかくのです。そうやって汗をかくたびに、それまでコップにちょっとの水を飲むのさえ精一杯だったのが、少しずつ水を飲めるようになっていきました。

今では三食きちんと食べて、便もきちんと出ています。歩けるようにもなりました。

私は、胃を全部取っていますから、食後にダンピング(胃のあたりが、石ころみたいにキューッと固くなる症状)があったのですが、それもこの頃は良くなりました。コーヒーも飲めるようになりました。そのたびに、「ありがとう」と感謝しています。

先生からは、「これまで自分が歩いてきた道の反対を歩きなさい」と言われています。ですから、今は、目に触れるもの全てが、まったく新しいものに感じられてなりません。

5　たった数ヶ月の治療で乳ガンが消えた

石井純子《すみこ》さん（仮名）　四十一歳　大阪府八尾市在住　会社員

十二月の再検査で、悪性の「乳ガン」と診断された

左の胸が痛かったので調べてもらったところ、乳腺症と診断されました。その後、右の乳房にもシコリがあるのに気づきましたが、放っておいたところ、だんだん大きくなってきました。また、左の方も痛み出したため、このままではいけないと、平成十四年七月に人間ドックに入りました。

しかし、このときは、はっきりとした診断は出ないで、十二月に再検査となり、その再検査で悪性の「乳ガン」と診断されたのです。このときシコリはすでに三倍の大きさになっていました。セカンドオピニオンも求めましたが、結果は同じでした。そこで、すぐに手術しましょうということになり、平成十五年一月に手術の予約をしました。

のじま医院のことは、母が知り合いを通じてお世話になっていましたので、以前から

知っていました。母の場合は悪性の病気ではないのですが、いろいろ不調を訴えては治療していただいていたのです。

母は自律神経が弱いのですが、のじま医院に通うようになってから、どんどん良くなっていきました。しかし、だからといって、私にのじま医院に行くように強制するということはありませんでした。

ただ、姉がひどく心配して、

「自分なら、野島先生のところに行くのに」

と、ことあるごとに勧めました。ですから、もし姉にあれほど勧められていなかったならば、病院に言われるままに手術を受けていたと思います。

シコリはすっかり消え、診断書には「乳腺症とみなす」とだけ

平成十四年十二月の再検査で、悪性の「乳ガン」だと確定し、翌月の平成十五年一月に手術の予約を入れたわけですが、その手術直前の十二月二十四日に野島先生の講演会があるというので、一泊二日で訪ねることにしました。

それが、よかったんですね。運良く野島先生に治療をしていただくことができて、あん

なに固かったシコリが、みるみる柔らかくなっていったのです。これには、本当に驚きました。それで、手術の予定を入れていた病院に連絡をして、急きょ手術を延期してもらいました。

その後も、野島先生には、週に四回ほど遠隔治療を続けていただき、二月二十四日からは五泊ほど入院もしました。

手術を延期した病院の方では、とにかく現状を把握しておこうということで、エコーを撮ってもらったんです。そうしたら、シコリなど、どこにもないんです。シコリはすっかり消えていたのです。私の目から見ても、影がなくなっているのは明らかでした。

そこで、会社にも提出する必要があったので、診断書を書いてほしいと頼むと、「乳腺症とみなす」とだけ書かれてありました。「悪性」という文字はすっかり消えていたのです。

その後もずっと、自分でいつも触って確かめていますが、シコリはまったくありません。

「隣の人」ではなく、誰彼となく許していなかった

先生はよく「隣の人を許しなさい」とおっしゃいます。私にも「隣の人を許しなさい」とおっしゃればよかったのですが、先生は最初の治療のとき、

「ご主人を許しなさい」

と、おっしゃいました。

これには、びっくりしました。私は独身なので、許すべき主人がいません。でも、先生はよく「隣の人を許しなさい」とおっしゃっていて、それは私の年代の女性の場合、だいたいが「夫」なので、つい「ご主人を許しなさい」と、おっしゃったのだと思いました。

そこで、私にとって「隣の人」とは誰だろうと、あれこれ考えて、何かの本に「乳ガンになる人というのは、一般に子どもに対する思いが強い」とあるのを見て、あれっ、これかなあと思ったりしたのです。

というのも、私は子どもが大好きでしたから。だから、心の奥底で自分の子どもが欲しいと思っていて、その思いが胸に来たのかしらと思ったりもしました。

ただ、私の場合、性格上の問題も大きかったのではないかと思っています。「どうして、どうして」と何でも突き詰めていくタイプで、人に対しても許せないところがあったからです。誰に対しても、「どうしてこんなことをするのかしら」などと、いつも攻撃的な眼差しを向けていました。仕事や家庭のことなどで、いろいろストレスや疲れも溜まっていましたし、どこか人の行為が許せないところがあったのです。

それが今は、あまり感じなくなりました。これが「意識が変わった」ということなのかどうかはわかりませんが、人の行為が前のように気にならなくなったのです。

例えば、ゴミを道などに平気で捨てている人を見ても、「なんで、そんなことをするのよ」と非難の眼差しを向けるのではなく、自分で捨てればそれですむ話じゃないと思えるようになりました。

それに、以前はテレビのドラマやドキュメンタリーなどを見て、感動したり泣いたりなどということもあまりなかったのですが、この頃は、感動したり泣いたりよくしますし、他の人の気持ちがわかって、熱くなったりするようになりました。

今は大阪にいるので、なかなか行けないのですが、のじま医院にいる間は気持ちも楽になりますので、いつも来るのを楽しみにしています。

6　主人の幸せを祈り続けていたら、子宮ガンが消えていた

前川ちはるさん（仮名）　四十六歳、熊本市在住　会社員

「見えないものを信じますか」と聞かれたが、さっぱり意味がわからなかった

私は、毎年誕生月に子宮ガン検診を受けていますが、いつも異常はありませんでした。身内にも、誰一人としてガンにかかった人はいません。

ですから、平成十四年の九月の子宮ガン検診で、「ごく初期」と診断され、「再検査」と言われたときは、思わず耳を疑いました。そこで、甥（主人の妹の子ども）がのじま医院に治療に通っていたご縁で、私ものじま医院に通うことになりました。

甥は、ストレス性による全身倦怠感のような症状を訴えていて、いろんな病院で診てもらったのですが、原因もわからず、いっこうに良くなりませんでした。それが、のじま医院で一週間ほど治療を受けただけでとても良くなって、職場に復帰できるまでに回復して

いました。

私がはじめてのじま医院に来たのは、平成十四年の十一月のことです。診察室に入るなり、先生に、

「あなたは人を妬《ねた》んだり、嫉妬したりするような心を持っていませんか。隣の人を許しなさい」

と、言われ、ガーンときたのを覚えています。

私は、何を言われているのかもわからず、しばらくポカーンとしていたのですが、先生は、次に、

「あなたは見えないものを信じますか」

と、お聞きになりました。でも、それもどういう意味なのかさっぱり理解できず、私はだんだん不安にかられてきました。

それから診察台に上がると、先生は私の首のリンパ部分に手を当てられ、二、三分ほど触って、

「ああ、ここにガンがあるよ」

と、おっしゃいました。

野島先生に言われた通り、主人の幸せを毎日祈り続けた

帰りの車の中では、先生の言葉が頭の中をぐるぐる回り、自責の念にかられ通しでした。そうして、もしかしたら、私はいろいろな人を傷つけてきたのかもしれないとの思いが、ものすごく大きくのしかかってきました。性格は昔から明るい方で、カラッとしていると自分では思っていたのですが、さすがにその日はショックで眠ることができませんでした。

とにかく、先生のおっしゃる通り、いちばん身近な主人の幸せを祈ろうと決心し、それからは、毎日主人の幸せを願い続けました。

それでも、当初は半信半疑のままで、ずいぶん弱気になったこともありましたが、なんとしてでも自分で治そうと思っていましたから、先生を信じようと必死でした。いただいた湿布薬を患部に貼り、寝るときも心臓と患部に手を当て、「我は生命なり」と思いながら寝るように言われましたので、その通りにしました。また、消化剤を一日三回飲み続けました。

同じ頃、主人も腰痛があり治療していただいていましたが、その主人にも同じ薬が出されたため、病状が違うのに、どうして同じ薬なのかしらとは思いましたが、とにかく言わ

れた通り、規則正しく飲み続けました。

四月の検査で、なんとガンが消えていた

そうして、平成十五年の一月に再検査をしたところ、今度は細胞診《さいぼうしん》（喀痰・胸水・腹水・血液・分泌物・尿などから採取した細胞から、病変を診断する方法。癌の診断に広く用いられている）に異常ありと診断され、

「次の検査で異常が見つかれば、部位を切り取りましょう」

と、言われてしまったのです。

でも、手術は絶対にしたくなかったので、野島先生を信じて、なんとしても自分の力で治さなければと思いました。

そのとき、次の検査は四月と設定されました。

そうして、三月二十五日の三回目の治療のとき、先生がフーチをされると、グルグル勢いよく回りました。それを見て先生は、

「前川さん、消えているよ」

と、おっしゃいました。

「私を信じている力が強くなっているよ」

とも言われました。

それでも四月の検査日まで、湿布薬を貼り、先生からいただいた消化剤をずうっと飲み続けていました。

するとどうでしょう。四月の検査で、なんとガンが消えていたのです。そのため次の検査は一年後でよいということになりました。

集中治療室に担ぎ込まれた娘の彼氏の足を、私が触ってあげたら……

私が、三回目の治療を受けたのは三月二十五日でしたが、その一日前の二十四日、娘の付き合っている二十一歳の彼が交通事故を起こしたのです。センターラインを越えてトラックと正面衝突した彼の車は、トラックの下敷きになり、それをトラックが積んでいた砂利が覆うという大事故でした。

警察、レスキュー、救急車が、次々にやって来て、ようやく救助されたのですが意識不明で、鎖骨が飛び出し、折れた肋骨が肺を破るという悲惨な状況だったそうです。彼はすぐさまＩＣＵ（集中治療室）に担ぎ込まれ、気管内挿管して人工呼吸器をつけました。

そこで、翌日の治療の日にそのことを先生に話したところ、

「遠隔治療をしてあげるから、帰ったら電話をしなさい」

と、言われました。

「でも、ＩＣＵに入っているので、電話は……」

と、答えると、

「今はあなたがパワーを持っているから、そのまま彼のところに行って、足を握ってあげなさい」

と、おっしゃったのです。そこで、さっそく病院に行って、ＩＣＵに入り、言われた通りに彼の足を握ってあげました。

その後、毎日、十分から二十分ほど、ＩＣＵに入っては、彼の足を触っていたのです。そこは、偶然にも私の勤め先の病院でもありましたので、それこそ毎日行きました。すると、なんと二十五日目に目を覚ましたのです。

それからは一般病棟に移り、さらにリハビリ専門の病院に転院しました。今では、走り出さんばかりに回復しています。

けれども、彼はあの事故で右ソフト部（側頭部）を損傷したということで、左手と足に麻痺が残るだろうと言われました。でも、どうやら普通に歩けるようですし、自転車をこぐこともできます。左手の握力が弱くなったようですが、それも徐々に回復してきているようです。

もちろん彼にすばらしい生命力があったから、ここまで回復できたのでしょうし、ご家族や娘たちの必死の祈りが通じたからなのかもしれません。けれど私は、このときの二つの奇跡（私のガンと彼の命）は、同時に起きたものだと思っています。

第二章　ガンは「自己処罰」なのかもしれない

7 「骨盤内腫瘍」は、私の「意識」がつくり出したものだった

室井静子さん（仮名） 四十三歳 栃木県河内郡在住 自営業

ご主人とともにケーキ屋さんを営む室井さんは、出産後まもなく下腹部に違和感を覚えました。それは、膣から何かが出てくるような実に不快な違和感だったそうです。

ところが、室井さんは、病院にも行かずに一年間ぐらい我慢し続けました。というのも、そうなったのはおそらく出産後すぐに子どもをおんぶして働いていたからであり、おんぶをやめれば自然に治るだろうと、勝手に考えていたからです。

ところが、違和感は治まるどころか、ますますひどくなる一方でした。これは普通ではないと感じた室井さんは、平成十一年、とりあえず婦人科で診てもらいました。すると、直腸と膣の壁と壁との間、つまり臓器の外側に腫瘍ができていることがわかったのです。

すぐに手術を受けましたが、腫瘍は大きなおにぎりぐらいの大きさになっていたため、腫瘍をバラバラにして掻き出すように（膣から）摘出しなければなりませんでした。室井

さんには人工肛門が付けられ、その後、不便な生活を強いられることになります。

子どもを産んだ直後の落ち込みが、腫瘍をつくったのでは

――そのような場合、病名はどういうことになるのでしょうか。

当時は、私のような腫瘍は一般的にガンとか肉腫とかと呼ばれたようですが、現在は、分類的にはガンの中には入っていません。骨盤内悪性腫瘍というのだそうです。でも、野島先生は、末期ガンだとおっしゃっていました。

――そのようなガンにかかる、お心当たりのようなものはありましたか。

子どもを産んだ直後の私の精神状態が最悪だったからではないでしょうか。というのも、お祝いに駆けつけてくれた姉に思いがけない言葉をかけられて、
「なんで、そんなこと言われなければいけないの」
と、すごく落ち込み、その後は泣いてばかりいたからです。そうしたらオッパイが出な

くなってしまいました。

それで、またドスンと落ち込んでしまったのです。母として、この時期に赤ちゃんにしてあげられることは、オッパイをあげることだけだと思っていたので、その唯一のものを取り上げられた私の落ち込みようは、それはひどいものでした。

そうやって泣くたびに、下腹のあたりがギューッと痛くなっていたように思います。

でも、なんとか気を取り直してミルクをあげたら、赤ちゃんも落ち着いてきたので、私もおんぶして働き始めたのです。すると、先ほどの症状が表れ出したのですが、まさか、それが悪性のガンによるものとは思ってもみませんでした。

母を恨むようになり、三年後にガンが再発

それで、手術をしてガンを取り去ったわけですが、三年して再発しました。平成十四年の三月のことです。お店が手狭になったので、新たに土地を購入し、自分たちでお店を全部設計して、ようやく引っ越ししたとたんに、再発したことがわかりました。

今から思えば、建築をめぐってトラブル続きだったので、心労が絶えなかったんですね。土地を掘り起こせば瓦礫の山、大工さんと設計士さんは喧嘩ばかり。これでは先行きが思

いやられると、一時は工事を中止しようとまで思ったほどでした。でも、大工さんに説得されて続行したのです。

この頃からまた、私の体の中で嫌な思いが凝り固まっていったのでしょう。またしても、体に少しずつ異変が起きていたのでした。

特に、重くのしかかってきたのがお店のドアです。ドアだけは最高のものを付けたいと、主人といろいろ探し求めて、イギリス製でステンドグラスが入った白いドアを見つけました。それは、中古だったのですが、とても気に入り、夫も私も一目惚れといった感じでした。

そのドアを一目見るなり、母は猛反対を始めました。

「こんなのヘンです。すぐに取り替えてもらいなさい」

そう何度も何度も言うのです。

「私たちは、もうこれしかないって、とても気に入っているのに、なんでそんなことを言うのよ」

と、私は母を恨むようになり、絶対に取り替えないと、抵抗し続けました。

そうしたら、症状は悪くなる一方で、やがて立つことも座ることも辛くなってきたのです。

病院で検査すると、お腹にぶどう状のものがたくさんできていて、パンパンになっているると言われました。腸壁が圧迫され、そのために出血も始まっていて、もうどこがどうなっているかわからない。だから、手術もできないということでした。

そうなれば、あとはもう奇跡を起こすしかないと、ありとあらゆることをしました。気の療法、波動療法などいろいろやったうえで、健康食品のたぐいにもずいぶんお金を使いました。

その他、きっと何かやり方があるに違いないと、毎日インターネットに向かっていましたが、そういうときってなかなか見つからないものなんですね。

私があのドア一枚に抵抗したために、不幸なことばかり起こり、良いことなんてひとつもなかった。それで、私もとうとう観念してドアを取り替えたのです。でも、心の中は、冷たい風が吹き抜けるばかりで、「そうよ、私はずっとこうして生きてきたのよ」って、あきらめとも絶望感ともつかないような思いに潰されそうになりながら、一方では負けちゃだめという思いもあって、思い直してはインターネットに向かう、そんな毎日でした。

ようやくのじま医院に来たものの、その晩に大出血する
――のじま医院のことはインターネットで見つけられたのですか。

そうです。もう破れかぶれの状態で、平成十四年の五月か六月頃、「医者に見放された難病を克服した人」などと入力して検索し、最後の方でのじま医院を見つけました。「あっ、これだ！」と飛びついたら、なんと「鹿児島」とあるではありませんか。アアーッ……って、またしても絶望のどん底状態に陥りました。

それでも、ワラにもすがる思いで、とにかく、私の状態を伝えようと野島先生のホームページに書き込みをしたのです。私はこのとき、立っているのが辛いほど、症状は悪くなっていました。

すると返事が来て、そこには「遠隔治療があるから、試されたらどうか」とありました。ちょっとピンと来ませんでしたが、もう何でもやってやろうと、書類をもらって申し込みました。

そうして、遠隔治療を受け始めたのですが、先生に、

「どうです。温かくなったでしょう」

と、電話の向こうから言われても、緊張のせいで、逆に寒けがするほどでした。だから、

「ああ、これもだめだー！」って、またしても絶望の淵に立たされました。

でも、不思議なことはありました。治療をしてもらう前に、なぜか、あっ、今先生から電話が来るなあということが直感できたのです。そうして、治療が終わったあと、出血が止まったのです。

それで、一応入院の予約を取ったのですが、本当にそんな遠くまで行けるのだろうかと、そのときもまだ半信半疑でした。


――それで、いつ入院されたのですか。


それが、予約の日まで待てなかったのです。なにしろ日一日と体力は落ちる一方でしたから、はたして予約の日まで生きていられるだろうかって思っていました。

そうやって痛みをこらえている私に、主人は、

「なぜじっとしているんだ。俺ならとっくに行動を起こしているよ」

と、言うのです。

「でも、予約をいただいているのだから」

と、私が答えると、

「そんなこと関係ないだろう」

って。

それで、遠隔治療のときに、野島先生に、

「これから行ってもいいですか」

と、聞くと、

「いいですよ」

と、おっしゃってくださったので、

「すぐに行きます」

と、朝御飯の片づけもせずに支度をして出かけていきました。ちょうどお店の夏休みと重なっていたので、主人と子どもも一緒に行きました。

そうして、はるばる鹿児島ののじま医院を訪ねたのですが、やっと先生にも会え、目的を果したという安心からか、不思議と心は落ち着いていました。

——でも、入院はできなかった……。

それからが大変でした。その晩泊まった鹿児島空港の近くのホテルで、大出血したのです。出るわ出るわ、体にこんなに血があるものかなと思うぐらい出ました。

私自身は不思議と冷静だったのですが、これはもしかしたらショックを起こす寸前かもしれないと直感し、とにかく病院に行かなければと思いながらも、どうしたらよいかわからなくて……。

とりあえずのじま医院に電話したのですが、なぜか通じません。それで、野島先生から、

「あの人から話を聞くといいですよ」

と、宮坂さんという人を紹介され、住所や電話番号も聞いていましたので、夜中で申し訳ないと思いながらも、電話をしたのです。

すると、電話に出た宮坂さんは、

「どこでもいいから病院に電話して、すぐに行きなさい」

と、言われたので、ホテルの近くの町立病院にタクシーで行きました。

その町立病院で貧血の度合いを調べたら、それほどひどくないと言われ、輸血もせず止血剤などの点滴でなんとか症状を抑えることができました。翌日には、宮坂さんも来てくれました。

これは後になって思ったことですが、このときの大出血は、自分の中の何かの力が自分を鹿児島に止めておくために行った、実に荒っぽい手段だったのではないでしょうか。あの大出血がなかったならば、私は翌日には帰っていたわけですし、そうしたらもう二度とのじま医院に来ることはなかったかもしれません。

輸血をした後に、のじま医院に入院

――それで、いったん症状は落ち着かれたのですか。

ええ。でも、「やはり輸血はしておきましょう」と言われ輸血しました。はじめは輸血なんて嫌だなあと思ったのですが、宮坂さんに、

「私の体に優しく入っていってね、と言っていれば絶対大丈夫だから」

と、言われ、その通りにしていたら、次第に落ち着いて、貧血も治まってきました。

それで、病院からは、

「落ち着かれたら、地元に戻られた方がいいですよ」

と、言われたのですが、私は、

「のじま医院に行きたい」

と、言いました。それでは本人の意志を尊重しましょうということで、野島先生も受け入れてくださり、のじま医院に二週間入院することができました。

そのとき、野島先生はスイスに行っていらっしゃったのですが、毎日、国際電話で遠隔治療をしていただきました。

それまでは、便が出るときに出血するのが恐くてご飯が食べられなかったのですが、のじま医院ではご飯を食べることができ、順調に一週間が過ぎました。でも、あることでちょっと落ち込んでしまったら、また出血してしまったのです。

そこで、先生から市立病院を紹介してもらい、止血治療を受けました。そこで、二週間入院した後、地元に帰るよう勧められ、その後は地元の大学病院に予約を取り入院しました。

――その大学病院には、どれくらい入院されたのですか。

二週間です。でも、その間なぜか元気だったのです。だから、広い病院の中を毎朝散歩したりしていました。そのとき、漠然とですが、ああ、私の中で奇跡が起きている……って感じていました。

退院するとき、薬を飲むかどうか聞かれました。その薬は白血病の薬で、まだ認可が下りていないということで、さんざん迷ったのですが、結局、飲むことにしました。

薬を使うにあたって、内視鏡で検査をすると、固まりになっていたのがなくなっていました。食事も、

「固いものは食べない方がいいですよね」

と、聞くと、先生が、

「なんで?」

と、聞き返してきました。前の病院では、口から食べ物を摂れないかもしれないと言われていましたから、これにはさすがにびっくりしました。なにしろ、腫瘍が大きくなって腸を圧迫していて、ほとんど通らない状態になっていましたから、固いものを食べた後、

便に出そうと無理にいきむことで、出血する恐れがあったからです。

——それで、退院したあと薬を飲まれたのですね。

そうです。その薬の効果は、一ヶ月か二ヶ月後くらいからと言われていたのですが、私は二日目にして「あっ、効いてる」と確信できました。それは、数字にも表れました。一ヶ月目に検査をすると、六〇%くらいに小さくなっていたのです。これは奇跡だと思いましたね。

だからといって、私はその薬を飲み続けませんでした。薬にばかり頼っていてはだめだと、だんだん思い始めたからです。それに、その薬のせいで白血球の数も減るので、途中一ヶ月くらい休んだこともありました。

そのあとで、また飲み始めたら、今度は気分が悪くなったりして、少しずつ減らしていきました。

そして、平成十五年四月、

「病巣が大きくなる気がしないので、薬をストップしたい」

と、言ってみたのです。

するとい、病院の先生は、

「でも、やめると確実に大きくなりますよ」

と、言いました。

それでは、一ヶ月間やめて、それから検査をしようということになり、その通りに実行したら、やはり少し大きくなっていたのです。

医師の言葉に、過剰に怯えたり不安になったりすると、ガンは必ず悪化する

なぜ大きくなったのかというと、薬をやめたせいではなく、「やめると大きくなりますよ」のひと言に、私がひどく動揺したせいではないかと思います。言葉に惑わされたというか。ああ、元に戻っちゃったらどうしようと思えば思うほど、具合が悪くなってきたり、体力がなくなってきたり、立っているのが辛くなってきたような気がしたりして……。

すぐに野島先生に連絡して遠隔治療を受けました。先生は、

「大きくなったとか、小さくなったとか、そういう問題じゃないんですよ。あなたは本当

なら、この世にはいない人なんですよ。それが、今は普通に生活しているんでしょう。生活に支障はないんでしょう。すごいことが起きているんですよ」

と、おっしゃるのですが、私にはそれがよくわからない。何日かごとに遠隔治療を受けながら、私は同じことを訴え、先生は同じ言葉を返されました。

そうするうちに、先生がベトナムに行かれることになって、それでまたがっくりしてしまったのです。先生からは、

「問題は、私のことをどう思っているかなんですよ」

と、言われて、自分は先生をこんなに信じているつもりなのに、どうしてだめなのって思っていました。

今思えば、頭では信じているつもりでも、心の底のどこかに一抹の疑念があって、先生にそれを見通されていたんでしょうね。

――それで、今は症状はどういう状況なのでしょうか。

日常生活に何も支障はないですし、飛んだり跳ねたりもできます。本当に元気になりま

した。顔色もいいと、病院の先生は驚かれています。もちろん食事は普通にしますし、お酒も飲んだりします。仕事もしています。痛みもまったくないので、不安もあまり感じていません。

だから良くなったのかというと、お腹の中には今もぶどう状のものが残ったままです。だから、病院で検査をしてそう言われると、またまた動揺してしまうのです。

それであるとき、野島先生に、

「もう病院には行かない方が、精神的に良いのではないでしょうか」

と、聞いてみました。すると、先生は、

「検査することは、良いことだと思います。ドクターの言葉に揺れ動かなくなるかどうかは、あなた自身の課題でしょう」

と、言われました。

――言葉に揺れ動かない……。難しいことですよね。

本当に。私はこれまでもずっと人の言葉に揺れ動いてきましたから。

でも、先生は、

「大丈夫ですよ。治るんですよ。来年の今頃はすごいことになっていますよ」

と、言って励ましてくれています。

「これからは、自分がもらった体で、何をするかを考えなさい。あなたのところでつくるお菓子はすばらしいのですから、そっちの方に気持ちを働かせなさい」

とも、言われました。

のじま医院の患者さんたちからも、

「先生が大丈夫というのだから、絶対に大丈夫よ。だから、くよくよ考えるのはやめなさい」

って。本当に病気をしたおかげで、良い友達もたくさんできました。

最近いちばん感動したのは、

「ひらめきを大事にしなさい。頭でいろいろ考えたことは、実は本当は意味がないことなんですよ。ひらめいたことを自分の体でするのです。ひらめきというのは神の意志で、自分の体で何か形にするということは、つまりあなたが神だということなのですよ」

という先生の言葉です。

この言葉を聞いた瞬間、ああ、これはよくわかる、すばらしい言葉だと思いました。

8　子宮ガンと宣告されても変われず、苦しみ抜いた二年間

摘出手術を拒否したが、野島先生を信じられず、ガンが少し大きくなった

鈴木みかえさん（仮名）　四十八歳　鹿児島県姶良郡　主婦

平成十三年三月末、乳ガンの定期検診でシコリがあるのを指摘され、その後の細胞診で乳ガンと診断されました。医者からは、

「初期ですが、このままにしておくとどんどん広がりますよ。すぐに手術して全部取りましょう」

と、言われました。

「全部ですか」

と、聞く私に、医者は、

「ガンになりそうな芽が、あちらこちらにあるので、全部切らないとだめです」

と、止どめを刺すようにおっしゃいました。

そんな医者の言葉に、自分が左右されるのが嫌で嫌でたまらなく、それっきりその病院には行っていませんし、今も行こうとは思っていません。

医者からそのようなことを言われた直後に、のじま医院に電話をして訪ねました。のじま医院には、その前の平成十二年の七月頃からときどき来ていました。自律神経の関係で治療に来ていた友達から紹介されたのです。

当時は、野島先生がエネルギー療法を始められて間もない頃で、一冊目の本を出されたばかりでした。その本を読み、興味を感じたのです。ちょうど腱鞘《けんしょう》炎もあったので、「エネルギー治療ってどんなもんだろう」くらいの軽い気持ちで訪ねたのが最初でした。

先生は、治療されるたびに、「ものすごく固いんですよね、この方は」とおっしゃっていましたから、もしかしたら最初から私がガンになるのを予想されていらしたのではないかと、今では思えるのです。

というのも、ガンの患者さんはものすごく固いと聞いていましたし、治療は痛くて痛くてたまりませんでした。先生は、「思いが悪いから痛いんですよ」とおっしゃいました。

そうして、乳ガンになったことを報告すると、先生は、

「切りたかったら切ればいいし、切りたくなかったら切らなくてもいい」

と、言うのです。それで、切らない方を選んだわけですが、私の場合、先生からは、

「あなたは私を信じていない」

と、言われ続けました。

実際、それから二年たってもまだだめで、良くならないどころか、少し大きくなったりもしたものですから、途中で手術を受けようかと悩んだこともありました。

野島先生の言葉を自然に聞けるようになり、自分の心の汚い部分が見えてきた

二年間も先生の治療を受けながら、「私のことを信じていないんですよね」と先生に言われるのが、本当に辛くて苦しかったのです。

自分では信じているつもりでも、「信じていない」と言われる。それって何、信じるってなんだろうと思いながら、いつまでたっても信じることができない自分は、だめな人間なのかと、自己嫌悪をする日々が続きました。

その頃は、心の中では本当に変わりたいと思っていても、先生のエネルギーをマイナス

の方にばかり使ってしまっていたのだと思います。先生のエネルギーは感じられるのですが、それがどういうものかが、わからなかったのです。「心が汚すぎた」と言われても、それを自分で認めることができないでいました。

そうして、二年が過ぎ、先生の講演などに出かけては、お話を聞いているうちに、あるとき、ふと全てが前向きに考えられるようになり、心が軽くなる瞬間を実感できるようになりました。それまでは、苦しいときばかりのような気がしていましたので、あれっ、と思ったりしたわけです。

「私を信じればそれだけでいいんですよ」

との先生の言葉を、自然に受け取れるようになっている自分を感じることが、少しずつですが増えていきました。そうして、次第に、自分の心の汚い部分を自分自身で認められるようになっていったのです。

今は体の調子も良くなり、シコリも小さくなってきている

心の汚い部分とは、私の場合、自己中心的で、自分さえよければいいというような考え方です。人を妬んだりうらやんだり憎んだり、何でも人のせいにしてしまう考え方、そう

いう傲慢なところなどです。

先生によると、昔からのじま医院に来ている人の方が、最近来るようになった人よりも意識は変わりにくいのだそうです。新しく来る人の中には、一日か二日で変わってしまう人もいるらしく、私は、自分が変われなくて苦しんでいたときは、ああ、新しく来る人がうらやましいと何度思ったか知れません。

ですから、私の場合、階段を一歩一歩上るというより、あるときヒョイと飛び超えるような感覚で変われたのではないかと思っています。

それからは、体の調子もすごく良くなり、同時に表面に見えているシコリも小さくなってきました。最近では、先生も「治ってきている」とおっしゃってくださっています。

9　心をきれいにして、子宮ガンを治したい

佐々裕美子さん　五十三歳　大阪府茨木市在住　養護学校教諭

子宮ガンで、「ついでに卵巣も取ったら」と言われた

平成十三年九月、人間ドックで「子宮ガン細胞診５」との結果を受けて、すぐに検査をすると、医者から、

「まだグレーゾーンだが、あなたの場合、もう必要ないのだから切りなさい。ついでに卵巣も取ったらどうですか」

と、言われました。

手術は仕方ないと思う反面、「必要ないのだから卵巣まで取れ」との医者の言葉に抵抗を感じた私は、手術をしないで治る方法がないかと、自分で調べてみようと思いました。

そこで、医者には、

「一ヶ月、時間を下さい」

と、お願いして、いろいろと調べ始めました。

まず、インターネットでいろいろと検索しているうち、野島先生にたどり着き、その年の十一月三十日に、はじめてのじま医院を訪ねました。

最初の治療は、とにかく痛かったという印象だけで、

「温かくなったでしょう」

と、先生に聞かれても、そうかなあと思う程度でした。それに、先生の言葉もまだピンと来ず、むしろ半信半疑でしたから、フーチもまったく回りませんでした。

「あなたの心が悪いから、病気になったのですよ」

「あなたが自分の体を痛めただけ、あなたは周りの人を傷つけて生きてきたんですよ」

と、言われても、

「えーっ。私は誰も傷つけてなんかいない、むしろ我慢をして生きてきたのに……」

と、納得がいかなかったのです。そんな私に先生は、

「我慢は良くないんですよ。我慢は怒りの別の表現なのですよ」

と、おっしゃいました。

十一月は一週間入院しました。その後も一月、二月、三月と来て、そのたびに一週間か

ら十日ほど入院しました。三月に病院でCT検査をしましたが、結果は変わりありませんでした。このときも、病院側からは手術を勧められましたが、はっきり拒否しました。

養護学校に転職し、主人との仲が最悪の状況になった

私は、現在は知的障害児を扱う養護学校の教諭をしていますが、その前は肢体不自由児の学校、さらにそれ以前は中学校の教師をしていました。

私の息子は、よくいえばものすごく個性的で、小学校に入ってからも集団生活に馴染めず、勉強も嫌いで、興味のあることはそれこそ一生懸命やるものの、興味のないことについては、絶対に手をつけないというところがありました。そのため、担任の先生からは年中怒られ、私や夫からも怒られているうちに、三年生の頃、とうとう不登校気味になりました。

担任の先生からは、

「幼児のときのしつけは、どうされていたんですか」

などと、きつく言われ、同じ教師として、担任の言うことも理解できるものの、母親として考えたとき、このままだと息子は潰されてしまうと直感したのです。

そこで、いつぞや和歌山県の「紀の国子どもの村」を訪ねたとき、息子も気に入った様子でしたので、そこなら息子に合った教育が受けられるかもしれないと、思い切って転校させることにしました。

また、私自身も希望が叶って、養護学校へ転職することになりました。

ところが、その私の考えを主人はなかなか理解しようとしてくれず、衝突しては喧嘩ばかりという最悪の状況になり、私の心の中で、主人への恨みつらみが増殖していったのです。

今考えるのは「心をきれいにしていれば、病気は治る」ということだけ

その後、五十歳になったとき、更年期障害も多少あったかもしれませんが、燃えつき症候群のような状態から鬱状態になり、体力的にも肢体不自由児を扱うのはきついと、また希望を出して、知的障害児の学校に転勤しました。

ところが、今度はその知的障害児の学校になかなか馴染めず、仕事にも行き詰まりを感じるようになりました。一緒に働いていた人が、あまりにもてきぱきと仕事をこなすので、

郵便はがき

恐縮ですが切手を貼ってお出しください

1 6 0 - 0 0 0 4

東京都新宿区
四谷4－28－20－702
(株) たま出版
ご愛読者カード係行

書名			
お買上書店名	都道府県　市区郡　書店		
ふりがな お名前		大正 昭和 平成　年生　歳	
ふりがな ご住所	□□□-□□□□	性別 男・女	
お電話番号	(ブックサービスの際、必要)	Eメール	

お買い求めの動機
1．書店店頭で見て　2．小社の目録を見て　3．人にすすめられて
4．新聞広告、雑誌記事、書評を見て(新聞、雑誌名　)

上の質問に1.と答えられた方の直接的な動機
1.タイトルにひかれた　2.著者　3.目次　4.カバーデザイン　5.帯　6.その他

ご講読新聞　新聞	ご講読雑誌

たま出版の本をお買い求めいただきありがとうございます。
この愛読者カードは今後の小社出版の企画およびイベント等の資料として役立たせていただきます。

本書についてのご意見、ご感想をお聞かせ下さい。
① 内容について

② カバー、タイトル、編集について

今後、出版する上でとりあげてほしいテーマを挙げて下さい。

最近読んでおもしろかった本をお聞かせ下さい。

小社の目録や新刊情報はhttp://www.tamabook.comに出ていますが、コンピュータを使っていないので目録を　希望する　いらない

お客様の研究成果やお考えを出版してみたいというお気持ちはありますか。
ある　ない　内容・テーマ（　　）

「ある」場合、小社の担当者から出版のご案内が必要ですか。
希望する　希望しない

ご協力ありがとうございました。

〈ブックサービスのご案内〉
小社書籍の直接販売を料金着払いの宅急便サービスにて承っております。ご購入希望がございましたら下の欄に書名と冊数をお書きの上ご返送下さい。（送料１回210円）

ご注文書名	冊数	ご注文書名	冊数
	冊		冊
	冊		冊

それについていこうと必死になるあまり、逆に前に進めない状態に自分を追い込んでいったのです。

おそらく、それまでの自分の生き方に相当無理もあったのでしょう。それまで休んだこともなかった私でしたが、そのときはじめて長期で休みました。

そのときに、カウンセリングをしていただいた牧師さんから、

「人と比べなくてもいいんですよ。自分のできることをやればいいんですよ。そうすれば良い方向にいきますよ」

と、言われました。

それから、「アダルト・チルドレン」に関する本を読み、自分にも多少当てはまると感じた私は、精神世界の本や、父の死をきっかけに霊視体験の本なども読むようになりました。

後に野島先生に出会ったとき、あの頃からの気持ちの積み重ねが、私の体に病気をつくったのだと気づき、これでやっと正しい方向に向けるようになると思いました。

一時は仕事もやめようと思いましたが、野島先生に、

「仕事は続けなさい、あなたが変われば子どもも変わりますよ。楽しくなりますよ」

と、言われ、思い止まりました。

今では、職場での人間関係も、家族関係も、夫との関係もものすごく良くなっています。人に合わせていくのがあれほど苦痛だったのに、どんな人とでも平気で向き合えるようになりました。

ですから、その後は検査もしていませんし、これからもするつもりはありません。野島先生も特に何もおっしゃらないので、私からも聞くつもりはありません。

心をきれいにしていれば病気は治ると信じていますので、それだけを考えるようにしています。そして、たまに心が悪くなったと感じたときには遠隔治療をしていただいています。

10　胃ガンと言われたが、先生の「あなたは治るよ」との言葉を信じた

増谷富美男さん（仮名）　五十五歳　埼玉県三郷市在住　会社役員

急性心筋梗塞の七年後、今度は胃ガンが見つかった

平成八年九月、急性心筋梗塞を起こし、救急車で病院に運ばれたものの心臓が停止。その後、電気ショックで生き返りました。すぐに専門病院でカテーテルを通す手術をし、八日間入院したあと、回復したので退院しました。

原因は、ストレスとタバコだと言われました。なにしろ、当時は一日に六十本以上は吸っていましたから。

その後は落ち着いていたのですが、平成十五年一月に、血を吐き、胃カメラでガンが発見されました。とりあえず出血をクリップで止め、満床のため三日間の検査通院のみで退院しました。

それまで痛みも何もなく、食欲もあったため、突然の吐血には本当にびっくりしました。ただ、その頃からお風呂に入っても体に赤みがないので、あれっ、ヘンだなあとは思っていました。おそらく、貧血が相当進んでいたのでしょう。

とにかく、病院から帰るとすぐにのじま医院に電話をしました。家内が、知り合いの人からのじま医院の電話番号を教えてもらっていたのです。

電話に出られた先生は、

「コップに水を持って来なさい」

と、おっしゃったので、その通りにしましたら、感じるものがありました。すると、一月二十日に電話が入り、二十七日に来るように言われました。

先生は私を見るなり、

「あなたは治るよ。あなたが治れば、家族も良くなりますよ」

と、おっしゃいました。そのとき、母もまた心不全で危篤に近い状態でしたが、それを聞いて、私が良くなれば母も助かると直感しました。

その日は、診察台の横にあるベッドに寝かせてもらいました。翌日に先生から、

「あなたは一〇〇%治るよ」

と、言われ、その日もそのベッドに寝かせてもらいました。

どうしてなのかはよくわかりませんが、「私が先生を信じている」と言われたことで、先生は私を治してくれるに違いないとだけは、漠然と感じていたのです。

そのときはまだ先生の本も読んでいませんでしたし、本当に何も知らなかったのですが、そのじま医院にはできるだけ早く行かなければという気持ちだけはありました。なぜ、そのように思ったのかは、自分でもよくわかりません。だから、私の場合は、頭で信じるというよりも心が信じているというような感じで、それがどうしてかと聞かれても答えようがないのです。

仕事に復帰したが、少しも疲れない

何日か後、不思議な体験をしました。先生の直筆原稿を手に持ったとたん、ものすごい動悸を覚えて目から涙が出たのです。

二月一日から先生は講演旅行に出かけられ、入院患者さんたち一人一人に電話で遠隔治療をしてくださいました。そのときも動悸がしましたが、

「診察室にある蘭の花を持つように」

と、言われ、その蘭の花を持つと、またすごく動悸がしてきたのです。そのあとで、「スリークリシュナ」と紙に書いて持てと言われたので、その通りにすると、また激しく動悸がするのです。

その後、一ヶ月間、のじま医院の近くのアパートやホテルに泊まりながら、毎日、のじま医院に通いました。朝は先生より早く来て、夜も先生の治療が終わってから帰るという毎日で、ずっと待合室で過ごしました。

そして、朝食と昼食と夕食の時間以外は、休憩をいっさい取らない先生を見ながら、ものすごい先生だと感心しました。

そういう中で、私は自分の思いが先生に通じているような気がして、嬉しくてたまらなくなったのです。というのも、いろいろな患者さんが来る中で、私が「あっ、この人は重症だから先に診てあげてほしいな」と思うと、必ず先生はその方を先にお呼びになったのです。

また、患者さんの家族の話を聞きながら、「先生にもぜひ聞いてもらいたいな」と思うと、先生は必ずその人たちを呼んで話をしてくれるのです。先生は、どうしてこうも私の気持ちがわかるのだろうと、ただただ感心しながらも嬉しさでいっぱいになったのを、今でもはっきり覚えています。

そうして、二月末の最後の治療のときも、胸の動悸が強くて目にも涙が溜まっていましたが、どこか心地よく、私は寝てしまいました。すると、先生は、

「もう仕事をしていいよ」

と、おっしゃいました。

その後、すぐに仕事に復帰し、それもかなりハードなものだったのですが、少しも疲れることはありませんでした。

先生にしてもらってよかったことだけを考えるようにしている

病院へは三月に検査に行きました。まだ形は残っていましたが、小さくなっていました。その後は、忙しくて検査に行っていませんし、野島先生から「治った」との言葉は聞いていませんが、私は勝手に、自分はもう治ったのだと思っています。

前にも述べましたが、私の場合、頭で信じるのではなく、心が勝手に信じてしまうようです。でも、たいていの人は、いきなり「先生を信じろ」と言われても、なかなかできないでしょう。

だから、私は、頭であれこれ考えないで、先生にしてもらってよかったことだけを考えるようにすればいいのではないかと思っています。

11　家庭問題が解決したらガンは治ると思った

桃井さやかさん（仮名）　三十七歳　看護師

結婚直後から、自分の両親と夫との板挟みにあう

病気のことを話す前に、まずは夫とのことをお話ししなければなりません。

私と夫とは、結婚直後からトラブル続きでした。夫はサラリーマンを辞め、電気工事関係の仕事をしていた私の父の仕事を手伝うようになりました。しかし、夫と父は折り合いが悪く、やがて一緒に仕事をすることができなくなり、夫は独立して、自分で仕事をするようになりました。その間、私は夫と両親の板挟みにあって、気の休まる暇もありませんでした。

それればかりではありません。夫が私の両親を嫌っていたため、出産のときも実家に帰ることができませんでした。妊娠から出産、赤ちゃんへの授乳という、ナーバスになる時期に、私は、両親からは主人の悪口を言われ、主人からは両親の悪口を聞かされ続けたので

す。

夫は自律神経の病気になり、私はガンになった

それで、上の子が生まれて一歳くらいのとき、仕事の関係で知り合った独身のお寺のお坊さんに洗脳された私は、子どもを連れて家を出ました。

ところがそのショックで、夫は自律神経失調症になってしまいました。なんてことをしたのだと我に返り、すぐに家に戻ったものの、夫の病状は悪化する一方でした。

そういう中で下の子を産む決意をしたのも、出産がきっかけで夫の病気が回復すればとの思いからでした。しかし、事態は何も変わらず、五年が過ぎ、自分が蒔いた種とはいえ、私の我慢も限界にきていました。

私のせいで夫は病気になったという自責の念と同時に、夫に対して「いい加減にしてよ」という恨みがましい気持ちがどんどん増幅され、ついに私は、子どもの世話も放棄して、実家に帰ってしまったのです。

子どもたちは、実家との間を行ったり来たりで、私は看護師として夜勤もしながら、子どもの世話もろくにしない自分を責め続けていました。

そして、平成十三年の八月、私は自分がガンになっていることを知りました。十月に手術をしました。

「ご主人が優しくなかったから、病気になりましたね」の言葉に救われた

翌年、鹿児島の友人で、子どもが未熟児から脳性マヒにかかった人の紹介で野島先生のことを知りました。

先生には、病気のことよりも、できれば夫とのことを相談してみたいと思いました。なぜだか知りませんが、漠然と、私の病気は家庭問題さえ解決すれば良くなると信じていたんですね。

そうして、平成十四年の六月、はじめて野島先生にお目にかかりました。すると先生は、

「ご主人が優しくなかったから、病気になりましたね」

と、言ってくださったのです。その言葉に、私はどんなに救われたことでしょう。

それまで、誰一人として私の味方になってくれる人はいませんでした。

「みんな私が悪いのよね」

と、言うと、

「そうだ」

との答えしかもらえなかったのです。

ですから、全ては自分が蒔いた種であり、悪いのは当然私なのだと、私はずうっと自分を責め続けてきたし、そうするより他なかったのです。

ところが、先生だけは私のことをわかってくださった。涙が溢れて止まらないでいる私に、先生は、

「別れるのもいいけど、憎しみ合って別れるのではなく、理解し合って別れなさい」

と、おっしゃいました。

その後、八月に一泊だけ入院し、十月に一週間ほど入院しました。私の気持ちは揺るぎないものになり、二〇〇三年十二月、正式に夫と離婚しました。

また看護師の仕事を始めるつもり

その夫の両親とは、今でも折に触れて話をしたり、誕生日にプレゼントを贈ったりして交流をさせてもらっています。嫁と姑というのは、いろいろと大変だとよく言われます。

でも、私たちの場合、そのようなことはありません。夫の両親は、本当に良い方たちで、私は大好きです。

それに、そんな夫の両親がいてくれたからこそ、家も出られたし、子どもたちを安心してお願いすることもできたのです。それに夫の両親は、私が子どもたちにいつでも会えるように、配慮さえしてくれています。

病気の方は、手術後は、特に何の検査もしていません。抗ガン剤治療も受けていません。手術した病院ともそれっきりです。野島先生は「治った」と言ってくださっていますので、それを信じています。

看護師の仕事も、一年四ヶ月の間休んでいましたが、また始めるつもりで準備をしているところです。

これからは、人生がバラ色のような気がしてなりません。これだけの苦しみを乗り越えた今は、本当になんでもできそうな気がするのです。先生も、「これから良いことがたくさんあるよ」と言ってくださっています。

12　私のわがままが、体にあらゆる病気の種を蒔いていた

正食療法、健康食品・機器、土地浄化、遠隔治療に、お金を使い果たした

藤井冴子さん（仮名）　鹿児島市在住　四十四歳　主婦

平成元年に卵巣膿腫と診断され、卵巣をひとつ摘出しました。それは外性子宮内膜症ともいって、生理のときに膣から出るはずの内膜組織が、逆流して卵巣の周辺に散らばって着床してしまうという性質のものだということでした。

そのとき、病理診では良性と判断されましたが、後にその一部が悪性だった疑いがあると指摘されました。その後の平成十三年に、転移性ガンとして卵巣ガンが見つかったからです。

実は、卵巣膿腫がわかったときに、足の付け根のリンパのところにも小豆大《あずき》くらいのイボのようなものができていたのです。でもそのときは、たいして気にもとめていませんで

した。

ところが、平成十一年、それが半年くらいの間にゴルフボール大くらいになって神経を圧迫するようになったので、整形外科に行き、注射針などで中に溜まった血液を抜いてもらったのです。

そのとき、

「これは生理のときの血に似ているから、婦人科に行きなさい」

と、言われ、手術を受けると、中から一部悪性のものが見つかりました。ただ、十四年も前からあったもの（イボ）が、急に悪性化するというケースはほとんどないそうで、おそらく卵巣膿腫で摘出したものの中にガンがあったのではないかと疑われたのです。事実、卵巣ガンの腫瘍マーカーの数値も高かったのです。

その後、胸のレントゲン撮影で、肺に影があると指摘されました。主治医は肺に新しくガンができたのか卵巣ガンの転移なのか検討されましたが、少しも大きくならないし、体も元気だということで、おそらく原発《げんぱつ》ではなく、卵巣ガンの転移によるガンであろうということになりました。

平成十三年に卵巣ガンとわかったとき、医者からは抗ガン剤治療を勧められましたが、体力に自信がなかったので断り、玄米と野菜の正食療法に移りました。ガンは陰性だから、逆に陽性のものを食べることによって体を締め、細胞を締めてガンを撲滅するという考え方に共感したからです。

ただ、これも後になってみると、自分には合わなかったと思っています。確かに血液はすごくきれいになり、血液検査の数値も良くなりました。でも、その間にもガンは少しずつ少しずつ大きくなっていました。

正食そのものは安価なのですが、これをやるためには調味料から何から全て変えなければなりませんし、同時に健康食品も併用していましたから、その出費だけでも大変でした。それに、その他に健康機器も買いましたし、土地の浄化をやったり、野島先生とは別の遠隔治療などもして、ありったけのお金を注ぎ込んだという状況でした。全部で一千万円くらいにもなったでしょうか。

でも、このままでは私は死んでしまう、急がなければ、という気持ちに追い立てられていた私は、とにかく必死でいろんなことをやるしかなかったのです。

突然込み上げてくるものがあり、主人に泣いて謝った

そんなある日、自然食レストランで知り合った友人に、

「食事はそれでいいかもしれない。でもあなたには、まだ欠けているものがある。心を変えていかなければだめ」

と、言われ、野島先生のことを紹介されたのです。

その友人は、ガンではありませんが、体の具合が悪く、のじま医院に通ったところ完治したと言っていました。

私は生来疑い深い性格で、見えない世界を信じなさいと言われてもなかなか信じられず、そんなエネルギー治療で本当に治るのかと、はじめは疑心暗鬼でした。それでも、私に残された道はこれしかない、入院すれば少しはわかるかもしれないと、何回か入院を繰り返すうち、いろいろな奇跡を体験しました。そして、いつしか先生の手は神の手だと思うようになりました。

最初に先生から、

「あなたのご主人を許しなさい」

と言われたとき、ああ、やっぱりと思いました。

私と主人はうまくいっていなかったのですが、その全ての原因は、私のわがままにあり

ました。欲しいものは何でも手に入れて育ってきた私は、いつの間にか自分の要求を満たすことで満足する、自己中心的な人間になっていたのです。そのため、サラリーマンの妻として、与えられた給料の中での生活が苦痛でなりませんでした。

それに、主人は大酒飲みのヘビースモーカーでしたから、主人こそ先に病気になるものと信じていました。ところが、主人は結婚以来、一度も病院に行ったことがないほど健康なのです。

そこで、改めて主人という人を考えてみたとき、人の悪口は言わず、人を差別せず、私の足りないものをたくさん持っている人だったということに気づきました。だから、本当は、私は主人に感謝して暮らさなければならなかったのです。

するとと突然込み上げてくるものがあり、病院から主人に電話し、

「わがままばっかり言って、ごめんね」

と、泣いて謝りました。

そんな私に、主人は、

「お前は、俺と別れたいと思ったかもしれないが、俺は結婚してから二十二年間、一度もそんなことを思ったことはないよ」

と、言ってくれたのです。それを聞いて、私はワンワン泣きました。

そして、あとどれくらい生きられるかわからないけれど、これからは主人に恩返しをしていこう、主人に私を選んで良かったと思ってもらえるように頑張ろう、と誓ったのです。

これからは我欲を捨て、人のために尽すことのできる人になりたい

今になって、私はいろいろなことに気づかされました。おそらく病気にならなかったら、主人と離婚して最悪の人生を歩むことになっていたでしょう。

先生は私に、

「人にしてもらってばかりいると、ある日ごっそり取られるのですよ」

と、忠告してくださいました。本当にその通りだと思います。人から愛を与えてもらってばかりいた私は、それに馴れっこになってしまい、逆に「もっと、もっと」と要求ばかりするような人間になっていたのです。

結婚するときも、この人は私に何をしてくれるだろう、どういうふうに幸せにしてくれるのだろうと思ってばかりいました。

自分は相手にどういうものを与えられるだろうか、どれだけ幸せにしてあげられるだろ

うかということを、お互いに意識していくことで、絆を深めていく。それが夫婦の本当の姿だということに、私はようやく気づいたのです。

主人もまた、野島先生の話に耳を傾け、理解してくれています。

「人間にはもともと自己治癒力があるとは思っていたけど、自分の命と他人の命がつながっているとは思わなかった」

と、言っています。

自分と部下とがつながっていると意識することで、仕事がしやすくなり、今では部下たちから「鬼の藤井から仏の藤井に変わった」などと言われるようになったそうです。

「人にはそれぞれの才能があり、それをそれぞれのペースでこなしているのだと気づいたら、人を見る目も変わった」

と、言っています。

最近では、一緒に先生の本を読んだり講演会に行ったりしながら、「先生との出会いがなかったら、今の俺たちはなかったね」と、夫婦で感謝しています。

それでも、ときどき膝が痛かったりします。先生は、それはガンの「後遺症」とおっしゃっていますが、自分ではあまり深刻に考えないようにしています。

最近では、体が少し不調だなと思ったときに、のじま医院に来ています。先生の顔を見るだけで、気持ちが落ち着くからです。

とにかく、こうして元気にさせていただきましたので、これからは恩返しのつもりで、我欲を捨て他の人のために尽くすことのできる人になりたいと思っています。

第三章

痛みと苦しみに、どんなに耐えても治らなかったのに……

13 「乳ガン」が再発、野島先生のもとへ

佐脇静江さん（仮名）　四十七歳　熊本市出水在住　主婦

追い詰められ、抗ガン剤治療を十回も受けてしまった

私は、熊本市の出水で暮らしております。

三十二歳で乳ガンになり手術をしましたが、初期中の初期ということで抗ガン剤治療は行わず、そのときはすぐに退院できました。

ただし、乳ガンは他のガンとは違ってホルモン系なので、十五年たっても再発する場合があると先生方からも聞いていましたが、すでに十二年間何事もなく過ごしてきましたので、もう再発はないものとすっかり安心していました。

ところが、なんと再発してしまったのです。再発の場合は手術はせず、放射線治療か抗ガン剤治療が一般的だと説明されました。そのため、私は放射線にも抗ガン剤にも、もともと強い恐怖心を抱いていましたので、できればやりたくなかったのですが、再発だとい

うことで強く勧められ、抗ガン剤治療を受けました。

ところが、そのことによって、体がどんどん衰弱してしまい、二クール終了したところで「もうやめたい」とストップしてもらいました。

それからは、さほど進行もなく、温泉療法などを試していたら、むしろ腫瘍マーカーがストンと下がり、腫瘍も消えてしまいました。抗ガン剤治療の恐怖から解放されたという安心感もあったのでしょうが、これがもしかしたら私にとっては、野島先生に通じる不思議な体験だったと言えなくもありません。心が落ち着けば、病気も治るのではないかと、そのとき漠然と感じたものです。病院側からも、おそらくこれで大丈夫でしょうと言われ、その後は自然療法的なことを続けていました。

それなのに、私はきっと心のどこかで、ガンがこんなに簡単に消えるはずはない、こんなことで治るはずはないという疑いを抱いていて、不安の種を残していたのでしょう。それが体に影響したのだろうと、後に野島先生から言われましたが、一年半後の検査で、腫瘍マーカーが相当に上がっていたことがわかりました。かなり専門的な病院でしか行わないようなマーカー検査を行った結果、なんと腫瘍マーカーが正常値の百倍もあったのです。

その結果にすっかり慌ててしまった私は、あんなに嫌だと思っていたにもかかわらず、これ以外に治療の方法はないとの医者の言葉に、抗ガン剤治療を十回も受けてしまったのです。しかし、マーカー値はほとんど下がりませんでした。

気持ちが穏やかになると、自然に治癒力が生まれてくると思うようになった

野島先生のことは、抗ガン剤治療をやり始めた頃、重症の糖尿病だった人も治ったからと、お友達から勧められていたのです。そのお友達は、のじま医院の予約まで取ってくれたのですが、そのときは二つの治療を同時にするわけにはいかないとの思いが強くて、抗ガン剤治療が終わってから行くことにしていました。また、再発してから知り合った気功の先生から、何気なく渡された野島先生の『病気を治すには』という本も読んでいましたので、気持ちのうえでは、早く訪ねたい、治療が早く終われればいいと、そればかりを考えて耐えていました。

ようやく十回の抗ガン剤治療を終え、すぐに野島先生を訪ねました。エネルギーを入れていただき、それまでコチコチだった首の筋を柔らかくしていただきました。悪い思いというのは、首や足などに溜まりやすく、それが内なる神を痛めつけ、病気の原因になるの

だそうです。ですから先生は、患部が上の方にあれば首、下の方にあれば足を中心に、治療をなさっておられます。

　最初は緊張していたせいか、温かさのようなものはあまり感じなかったのですが、何度かしていただくうちに、背骨から首のあたりが、カーッと熱くなってきました。

　先生のエネルギーをいちばん感じるようになったのは、平成十四年の十月に一週間入院したときです。病院に来る人たちの話をいろいろ聞いているだけで、ああ、ここはすごいところなのだなあと、つくづく感じました。

　私は当初、あまりにも患者さんの数が多いため、先生には個人的にあまり要求してはいけないのだと思っていたのですが、それを先生はパッと見抜かれて、「あまり遠慮しないように」と言ってくださいました。

　私がまだ半信半疑でいる間は、先生に依存する気持ちばかりが強かったのですが、そのうちに、治る力は自分自身にあるのだという気持ちになっていきました。人を責めたり、恨んだり、腹を立てたりする気持ちがなくなり、穏やかな気持ちになることで、自分の中に自然と治癒力が生じてくるのではないかと思うようになりました。

　それでも、さまざまな症状が出るたびに、ガンの転移ではないかとビクビクしていましたが、いつの間にかそういう不安も消えていきました。

例えば、呼吸が浅かったり、あくびやくしゃみをするたびに胸が少しでも痛かったりすると、「あっ、肺に来た！」と、ドキドキしました。しかし、そのうちに深く呼吸ができるようになり、あくびやくしゃみをしても痛まなくなり、いつの間にかそういった症状は消えていったのです。

いつも心を平穏に保つことが大切

私には心の癖とでも言いましょうか、必要以上に家族のことを心配してしまうようなところがあります。何でも悪い方を先に考えてしまうのです。もともと性格は暗い方なのですが、それを無理して明るく振る舞っているところがありました。

そんな私の心の闇がいっぺんに押し寄せてきたのが、ガン再発の一年前のことです。父を亡くし、それまですごく順調に成長してきた子どもが、私が強引に勧めた高校に入ったとたんに登校拒否気味になりました。その他、いろいろなことが重なって起こりました。

そうして、くよくよ悩むたびに、私は自分の体を痛めつけていたのです。他の患者さんたちも、何か葛藤が起きたときに症状が悪くなっているようでした。だから、いつも心を平穏に保つことが大切なのでしょう。

のじま医院にお世話になるようになってから、不思議に人に対して腹を立てたり責めたりする気持ちがなくなっていることに気づきました。そのせいでしょうか、主人と旅行に行っても、嫌な人には会わないし、主人もますます穏やかで優しくしてくれるようになりました。

悪口を言うような人が私に寄りついて来なくなり、そのせいか、本当に嫌な思いをしないようにもなっています。

また、私はこれまで、主人の母が恐くて仕方がなかったのですが、今では穏やかに話ができるようになっています。

先生はいつも、

「過去のことでくよくよしないようにしなさい。先のことを考えなさい」

と、おっしゃいますが、本当にその通りだと思っています。

先生も、最近になり「もう大丈夫です」とおっしゃってくれています。ただ、私の場合、腰が痛いので、今は足の方を治療してもらっています。私は死ぬほどの重症なガンだったのだから、その「後遺症」的なものが出てもおかしくはないと、先生はおっしゃいます。

事実、後遺症的なもので苦しんでいる人は多いようですが、私の場合は、思いなどでまだまだ引っ掛かっている部分があるからだろうと思っています。でも、先生は、不安を持たずに過ごしなさいと言われていますので、それを信じて生活させていただいています。

14 「胃ガン」手術後の不快感を、野島先生の治療で解消

坂井紀子さん（仮名）　七十九歳　佐世保市在住

ガンだと知らされなかったことが、私には良かった

八年前の七十一歳のとき、胃潰瘍と言われ、胃の三分の二を切除しましたが、本当は潰瘍ではなくガンだったのです。でも、医者も家族も私には告知しなかったため、私は自分がガンであることを少しも知らずにいました。

ですから、手術にしてもわりと呑気にかまえていましたし、手術後の翌年にはもう旅行に行ったり、仲人を引き受けたりしていました。

それが、五年経ち、検査のために病院に行くと、先生から突然、

「おめでとうございます」

と、言われたのです。なぜそんなことを言うのかと思っていたら、

「実は胃ガンだったのですよ」

と、言うではありませんか。そこではじめて、私は胃潰瘍ではなく、胃ガンだったということを知ったのです。

私は、医者や家族には感謝しています。私の場合、自分がガンだと知らされなくて良かったのです。知らされていたら、不安で不安で、もう大変だったと思います。

今は、一般にガンを本人に告知する方向に進んでいるようですが、私はガンだけは本人は知らない方がいいのではないかと思っています。知れば、間違いなく落ち込むと思うからです。

心が穏やかになり、目まいもなくなり、夜も熟睡できるようになった

のじま医院には、長女がお世話になっていたご縁で、いったいどんなところかしらと思いながら訪ねました。平成十四年の六月のことです。自宅からは二時間半かかりますが、高速バスも通り便利になりました。

野島先生は、

「絶対に大丈夫ですよ。長生きされますよ」

と、言ってくださいました。

それからというもの、私の体で不思議なことが次々と起こったのです。

まず、胃のつかえが取れました。「命は全てつながっている」との先生の言葉を思い浮かべながら、胃に手を当ててじっとしていると、次第に温かくなってきて、胃のつかえがスーッと取れていくのを感じます。

また、当初は、胃が小さくなった分あまり食べられなかったのですが、今は十二指腸が胃の代わりをしてくれるので、食べられるようになり、胃の不快感もなくなりました。

それから、私には以前から吐き気を伴うほどの目まいの症状がありました。脳外科で調べても異常はないと言われていたのですが、野島先生には「耳がどうかしてませんか」と聞かれました。でも、耳は特になんともないと思っていましたから、「どうということもないです」と答えたのですが、先生は磁石が入った絆創膏を耳に貼ってくださいました。

すると、不思議なことに、二、三日後に、目まいが完全に取れました。もちろん、今もありません。

その他、疲れやすかったのもなくなり、夜も熟睡できるようになりました。そのためか、心がいつも穏やかでいられるのです。

野島先生のお導きにより、内なる神の存在を知ることができ、今日の信じられないほど平穏な日々を得ることができました。

15　病気の巣窟を抱え、北海道から鹿児島へと辿りついた

三木久美子さん（仮名）　六十四歳　鹿児島県出水市在住　主婦

気功に絶望した私は、野島先生にすがろうと鹿児島へ飛んだ

おそらく、私は前世でよほど大きなカルマを背負ってきたのでしょう。私は、斜頸《しゃけい》（首曲がり）という難病を背負って生まれてきました。呼ばれても、すぐにそちらの方向に向けないという状態で、長年過ごしてきたのです。

しかも、一歳のときに母が亡くなり、私はよその家で育てられました。私が生まれたところは北海道で、父方は、北海道でもいちばん大きな質屋を営んでいましたが、やがて倒産し、そのときに私が生まれたのです。

祖父は教会の牧師でしたが、私は洗礼を受けておらず、むしろ後には仏教徒に転身しました。その間、いろいろな心の葛藤がありました。周りの人を憎んだり恨んだりということもたくさんあります。

三十代からは高血圧の症状が出ましたが、親族全員高血圧ですので、体質的なものではないかと思っています。当時は、保健所で赤ちゃんの検診を担当する仕事をしていましたが、絶えず風邪を引いていて、後に喘息の気があったと気づきました。

そんなあるとき、私を育ててくれた叔母の全身にガンが広がり、危篤状態になりました。私はずっと看病をしたのですが、叔母は「あなたも検査しておきなさい」との言葉を残し、亡くなりました。それがきっかけで、検診を受ける気になったのです。

大腸ガンを宣告されたのは、その検診でのことです。そのとき、私は五十四歳でした。手術はしましたが、西洋医学の薬はいっさい拒否しました。それまでも高血圧などで、さんざん薬を飲んできてはいたのですが、ガンだけは自分に原因があると思っていたため、薬なんかでは治らないと決めつけていたのです。

精神世界の本を片っぱしから読み始めたのは、まさにこの頃でした。とにかく、毎月のように病気をしていた私は、気功をはじめ、宗教、御祓い、ＥＳＰ（超感覚的知覚。テレパシー・透視・予知など）、自然食品療法と、やれることは全てやりました。そのために、お金もずいぶん使いました。肉体的にも精神的にも経済的にも大変で、疲れ果てながらも、どうにか気功でなんとかしようと頑張っていたのです。

　そんな中、気功をやっている友人から野島先生の本を渡されたのですが、そのときは気功のことで頭がいっぱいで、気にもとめませんでした。ところが、気功の先生は、私が質問したことにいっさい答えてくれないばかりか、やがて大金を請求するようになりました。それをきっかけに血圧は上がる一方になり、これはおかしいと、すぐに気功をやめました。

　それから野島先生の本を思い出し、すがってみようと思うようになったのです。さっそく、先生の本を出しているたま出版に電話をして、のじま医院の住所と電話番号を聞くと、家族には三十分ほど説明しただけで、鹿児島に飛んだのでした。平成十三年一月、私は五十六歳になっていました。

ついに出水市の住民に

　のじま医院の玄関を開け、先生に会ったとたん、私は「やっと来ました」と、ワンワン泣き出してしまいました。それは、おそらく心から安心したからでしょう。とにかく、ここまで来られたことが、嬉しくてたまりませんでした。

　治療そのものはものすごく痛かったのですが、先生に、

「あなたは、それだけのことをしてきたんですよ」

と、言われ、本当に私は悪いことをしてきたと、すぐに納得できました。この瞬間、先生は、私のことを泥の沼から拾い上げてくださったのです。

私は、先生にお願いして二週間入院させていただき、その後は、岐阜の自宅から毎月のようにのじま医院に通いました。お正月も、ホテルに泊まりながら治療を受けました。

先生は、私の意識や行動を変えるように指導してくださいましたが、ご自分の考えを押しつけるようなことは決してありませんでした。すごく自然な形で私に気づかせてくださったのです。私が尋ねたことには、いつもていねいに答えてくださいました。

本当に、私はこれまで波瀾万丈な人生を送ってきたと言えます。にもかかわらず、その都度命を救われてきました。車に轢かれて下敷きになったときも、なんとか這い出して助かりましたし、後ろから車にぶつけられ一瞬意識不明となったときも、骨ひとつ折らなかったのです。

それに、私はなぜか周囲の人たちには可愛がられてきました。困っているときには、助けてくれる人が必ずそばにいました。そのため、何かあれば誰かに頼るという癖が、いつの間に身についてしまい、甘えてばかりいたのです。

しかし、みんなに感謝して生きなければいけなかったのです。そのことに、ようやく気がつきました。

先生は、そんな私の話をひとつひとつ聞いてくださり、

「そういうことを経てきたからこそ、ここに辿りつけたんですよ」

と、おっしゃってくださいました。

思えば、北海道で生まれた私が、南の果ての鹿児島まで来て、ようやく心の平穏を得たというのも、ある意味では最初から私に与えられた道筋ではなかったかと、今さらながら運命の不思議さをつくづく感じています。

出水の自然の美しさに癒され、幸せな気持ちになれた私は、これからの人生の意味をこの地に見いだしたいと考えるようになり、平成十四年の一月、出水市の住民となりました。

首の曲がりも現在では、ほとんどわからないほど良くなりました。会う人ごとに、「良くなったね」と言われます。

高血圧の方は、まだ改善されないため、のじま医院で処方された弱い薬を飲んでいます。ガンについては、その後どうなっているのかわかりません。でも先生は、「ずいぶん良くなりました」と言ってくださっているので、それを信じ、心が良くなれば自然に治るのだと思っています。

16　三回目の治療で、甲状腺ガンは治ったと言われた

のじま医院を勧められても、なかなか気が向かなかった

鈴木扶美子さん　六十歳　鹿児島県国分市在住　郵政局員

平成十四年十一月中旬、健康診断で甲状腺ガンが発覚しました。しかし、それまで症状などはまったくなく、言われてみれば少し胃がヘンかなという程度でした。

全身の検査ができる新しい機械があると聞いたので、「それなら、健康診断でも受けてみるか」くらいの軽い気持ちで受けてみたのでした。

「ガンは、まだ小さいので急ぐ必要はない」

と、言われましたが、病院で紹介状を書いてもらって、詳しい検査を受けに行くと、やはりガンだとの診断でした。

一般に甲状腺ガンは進行が遅いということでしたが、

「やはり切った方が無難でしょう。あとは外科の先生と相談してください」

と、言われ、外科の先生を訪ねたのですが、たまたまお休みだったため、日を改めて訪ねることにしました。

すると、不思議なことに、私の話を誰に聞いたのか、近所の人でのじま医院の患者さんが、野島先生のビデオと『意識が病気を治す』の本とを持ってきて、

「これを読むといいですよ」

と、勧めてくださったのです。

ところが、私はどちらかというと目に見えないものは信じないばかりか、むしろ反発する方でしたので、エネルギー療法と聞いても半信半疑でした。それに、すでに気持ちの上では、手術を受けるつもりになっていましたので、今さらという思いもありました。

しかし、主人の方はどうやら興味を持ったらしく、私に一度行ってみた方がいいと勧めるのです。ところが、私の方でそれを受け付けず、主人や近所の人に勧められるたびに、

「もういい、勘弁して。そんな話は聞きたくもない」

と、心の中で答えていました。

「ガンがそんなに簡単に治るなんて」と思い続けた

それでもあまりに二人が勧めるので、それなら一度行ってみようかという気にだんだんなってきて、十二月に予約を入れて初来院しました。

そのとき、先生から、

「いつ手術するのですか?」

と、聞かれ、まだ何も決まったわけでもないのに、

「一月末くらいには」

と、とっさに適当な返事をしたのです。すると、先生は、

「ああ、そうですか。でも、ガンは治りませんよ」

というようなことをおっしゃったのですが、私はその先生の言葉に反発を覚えて、手術をしたら治るのだからと思っていました。

野島先生の治療は本当に痛く、のけぞるほどでしたが、終わったあとは、すっと体が軽くなりました。真冬だったのに、汗も出ました。

そのとき、先生は、

「あなたのガンは治りますよ」

と、おっしゃったのですが、そのときも、ガンがそんなに簡単に治るわけがないと思っていました。

それでも、一月にまた予約を入れ、入院もした方がいいかなあと思い、五月二十一日から一週間ということで予約を入れていただきました。

手術しないでいたら、腫瘍マーカーなどの数値が俄然良くなった

反発しながらも、治療をしていただいた後は、本当に体が軽く楽になり、それは驚くほどでした。それで、遠隔治療も数回ほどやっていただき、一月に二回目の治療をしていただきました。

それでもまだ、半信半疑な思いを引きずっていましたので、前にかかっていた病院で処方された甲状腺のホルモン剤も同時並行で服用していました。

三回目の治療のとき、先生に、

「もう、治っているでしょう」

と、言われました。

そこで、手術の方はもう少し様子を見ることにして、三月に検査だけ受けました。すると、腫瘍マーカーの数値も、その他の数値も、俄然良くなっているではありませんか！　問題があったのはコレステロールの数値のみで、医者からは、それは甲状腺とも関係があるから、薬（ホルモン剤）の服用だけは続けてくださいと言われました。それ以外は、どこも悪いところはありませんでした。つまり、ガンは消えていたのです。

すぐに野島先生に電話をして、お礼を申し上げると、

「コレステロール値だけですか。それはぜいたくな悩みですね」

と、言われました。私が、薬だけは服用するように言われたことを報告すると、

「では、その通りにしてください」

と、おっしゃいました。

私も幸せ、周りもホンワカしてきた

思えば、私はこれまで本当にマイナス思考ばかりしてきました。子どもに対しても、心配のあまりつい先回りして「それじゃあだめでしょう」と叱咤激励ばかりしてきました。主人に対しても、優しい面よりも厳しい面だけを見て、「許せない」との思いを抱き続けて

きたのです。

当初は半信半疑だった私ですが、先生の本とテープを頻繁に読んだり見たりしているうちに、先生のおっしゃることが理解できるようになってきました。すると、あるとき、なんの気なしに持ったフーチが回るようになったのです。

今では、何かに思い悩んだりくよくよしたりすることがなくなりました。気が楽になった感じ、とでもいうのでしょうか。

本当に不思議なのですが、ガンが治ったことがまだはっきりわからないうちから、私は知らず知らずのうちに幸せを実感できるようになっていたのです。そのことにより、周りもホンワカしてきて、幸せな雰囲気になっていきました。

三十五歳の息子はいまだ独身なのですが、「俺もこれから頑張れそうだ」などと言ったりしています。

17　手の施しようのなかった「前立腺ガン」が治っていた

北川朋之さん　六十二歳　大分県大野郡在住　老健施設勤務

「進行しなければ、あと二、三年」と、言われた

平成十四年八月、前立腺ガンが、リンパや骨にまで転移しているとの診断が出て、一ヶ月検査入院しました。少々疲れているなあ、とは感じていたものの、夏バテでもしたのだろうくらいにしか思っていませんでした。

ところが、そうこうするうちに血尿が出たため、驚いて近くの医者に行ったところ、すぐに県立の病院を紹介されたのです。

「これじゃあ、仕事もきつかったでしょう。なぜこうなるまで放っておいたのですか」

と、聞かれましたが、本当にたいした自覚症状はなかったのです。

いろいろ検査した結果、もはや手術もできない状態だと言われ、抗生剤の一種なのか薬を服用し、ホルモン剤を月に一度注射することになりました。手の尽くしようはないが、

進行しなければ、あと二、三年くらいは大丈夫だと、家族の前ではっきり言われました。

結局、検査のみで退院を余儀なくされたのですが、頭の中は真っ白でした。こんなことがあるものかと、呆然としていました。

PSAマーカーが6・8から0・1にまで下がった

のじま医院は、大分に住む姪の友達の紹介で知りました。最初に、のじま医院の話を聞いたのが九月の終わり頃でしたが、電話をして予約が取れたのは、翌年の一月九日でした。

はじめての治療では、とにかく痛くてたまりませんでしたが、終わるとすぐに気分も良くなり、足も軽くすっきりするのを感じました。

二回目にのじま医院を訪ねたときは、先生も驚くほど自分の顔色が良くなっていて、「北川さん、良くなったよ」と言っていただきました。私もまた、周囲の人が驚くほど自分が明るくなっているのを実感できました。

病院で検査したところ、PSAマーカー（PSAは前立腺組織に特有のたんぱく質で、前立腺ガンかどうかのマーカー＝指標となる。血液検査でわかり、4以下なら安心だが、5〜10だと要注意、10を越えたら危険信号）が、それまでは6・8か6・9だったのが、

0・1にまで下がりました。これは、ほとんど異常がないということです。病院の先生方もさすがに驚いておられました。

こうして、前立腺ガンの方は良くなっていますが、骨に転移した方については、まだよくわかりません。でも自分としては、本当に元気にしていられるので、たぶん消えているのではないかと思っています。

先生も、「良くなっている」とおっしゃっていますし、周囲からも「あんたのどこが悪いの?」と言われるくらい元気なのです。

今は疲れ知らずで、趣味の釣りも楽しんでいる

私は老健施設で送迎の仕事をしていましたので、最初に治療を受けたとき、先生に、

「こんなことになってしまいましたが、仕事を続けていてもよいのでしょうか」

と、尋ねました。すると先生は、

「あなたがその気なら、していいですよ」

と、言われましたので、ずっと仕事を続けていました。

それでも、さすがに当初はきついと感じたものです。一ヶ月の検査入院で、体力もかな

り衰えていましたし、なんといっても私の体はガンに冒《おか》されていたわけですから、仕事がきついのは当たり前でした。でも、今はどんなに仕事をしても疲れ知らず。趣味の釣りも楽しんでいます。

のじま医院に来るには、朝の五時に出てこなければなりませんが、今はとにかく先生にお目にかかるのが嬉しくてたまらないのです。先生の顔を見ただけで、元気に明るくなれるからです。

18 「膵臓、胆管、脾臓、副腎、胃、卵巣、胆のう、大腸」の大手術後に回復

佐々木美鈴さん（仮名） 六十六歳 佐賀県神崎郡在住 書道塾

「安心して手術を受けなさい」との言葉を、素直に受け入れた

平成八年、それまですごく元気で大の医者嫌いだった私が、なんと乳ガンになり手術をすることになりました。

その後は、とても疲れやすく、目も真っ赤に充血していることが多かったのですが、書道のお弟子さんで野島先生を知っている人が、偶然にも声をかけてくださり、平成十二年五月から通い始めました。

ところが、平成十四年のお正月の頃から、月に一度くらいの割合で排便時に出血することがありました。でも、もともと便秘気味でもあり、痔もあり、出血も特に継続することもなかったので、たいして気にもとめていませんでした。

ところが、三月に野島先生が佐賀にお見えになり、ご一緒させていただいたその晩、お弟子さんの一人で、明るく元気だった人が、突然心臓病で亡くなったことを聞いたのです。そのとたんにお腹がキューッと痛くなり、トイレに行くと鮮血の出血がありました。

その後、診療の診察の予約もしていたので、野島先生に「痔だと思うんですけど」と、その晩の出血のことを話すと、先生はなぜか首をかしげて「そうですか」と言われました。本当は、このとき、出血は以前からあるということを説明しておくべきでした。

ところが、私はそのことには触れず、

「大事なお弟子さんが死んだショックで、そういうことがあるのでしょうか」

などと聞いたりしたものですから、先生も、

「そういうこともあるかもしれませんね」

と、言ってはおられましたが、あまり納得された様子ではありませんでした。

そうして五月にまた出血したので、野島先生に電話をすると、今度は先生も、

「病院で検査を受けた方がいいですよ」

と、おっしゃいました。

そこで、乳ガンでお世話になった先生のところに行って、内視鏡による大腸の検査をし

たところ、先生はウンウンと唸って、

「これは、入院して手術せなあかんよ」

と、言いました。

それで、すぐに野島先生に報告し、レントゲン写真を持って訪ねると、

「佐々木さん、これはすごく悪いですよ。でも、あなたのことについていろいろ調べてみたところ、悪いことにはならないから、決心さえできているのなら、安心して手術を受けた方がいいですよ」

と、おっしゃいました。

乳ガンの手術以来、自分の体には二度とメスを入れまいと思っていましたが、先生が「手術しても大丈夫ですよ」と言ってくださったことで、気持ちが固まりました。一〇〇％先生を信じていましたから、先生の言葉を素直に受け入れられたのです。たとえ万が一のことがあっても、それはそれで自分の運命だからと思いました。

ガンの大手術を受け、一週間集中治療室で過ごした

手術前には、一日に何度も同じ検査が繰り返されました。最後の大腸の検査が終わった

ところで、主治医の先生から、膵臓の下部三分の一くらいが破れ、そこから膵液が流れ、大腸の上のちょっと弱いところに吸いついて、ガンになっていると説明を受けました。そして、組織検査の結果、ガンの組織が出たら、抗ガン剤治療ではなく、放射線治療をするからと言われました。

手術は、平成十四年六月に行われました。膵臓から始まり、胆管、脾臓、副腎、胃の一部、卵巣、胆のう、大腸のガンを切除するという大手術でした。

一週間集中治療室で過ごした後は、談話室の電話を使って野島先生に遠隔治療をお願いしました。そうして、土・日以外の毎日、二週間遠隔治療を受け続けたのです。

その間、放射線治療が始まるのを、今か今かと待っていたのですが、病院側からは何も言ってきません。どうしたのだろうと思って、野島先生に聞くと、

「きっとガンが消えたんでしょう」

と、おっしゃるのです。

その後、主治医からは、

「ちょっとわからなかったので、再検査に出しています」

と、言われました。

点滴に頼っていた私が、食べられるようになり、コーヒーもお酒も飲んでいる

辛かったのは食事です。どうしても食べられないのです。三週間点滴に頼ったものの、それでは体力が回復しないからと言われ、点滴を外されてしまいました。

手術後一ヶ月目に、「福岡まで本を買いに行くから、あなたのところに寄ります」ということで、野島先生が病院まで来てくださいました。待ちきれずにロビーで待っていた私に、先生は待合室でエネルギーを入れてくださり、「これでご飯が食べられるよ」と言ってくださいました。でも、やはり食べられませんでした。

その後、病院からそろそろ退院しろと言われたので、のじま医院のベッドをなんとか空けていただき、入院させていただくことになりました。すると、不思議なことに、玄関に入ったとたんに空腹を感じたのです。そして、一週間後の週末には、入院している患者さんたちと一緒に、なんと霧島までのドライブを楽しめたのです。

そして、退院したあとも、十日後に今度はホテルから通院する生活を十日間続けました。

その間、食事は三食ものじま医院で食べさせていただきました。もちろん、主食は普

通の人の半分しか食べられませんが、その後ぐんぐん良くなり、今では刺激物もコーヒーもお酒も飲めるようになりました。

手術してまだ十一ヶ月しかたっていませんが、知っている人に会うたびに、「佐々木さん、元気になったね」と言われます。

治療は飛び上がるくらい痛いのですが、それくらい私には悪いものがあるのだと思って我慢しています。先生は、

「痛いでしょう。私にも、同じくらいの痛みが来てますよ」

と、おっしゃいます。

そんな痛い治療ですが、治療のあとは、本当に気分が良くなります。

第四章　末期ガンを克服したあとの私の人生

19　私は、のじま医院で子宮ガンが治った第一号患者

相川鈴絵さん（仮名）　五十一歳　熊本県上益城郡《かみましきぐん》在住　農業

相川さんは、平成五年に子宮ガンと診断されました。ガンはすでに三期か四期の末期になっていて、範囲も大きく広がっていることから、手術ではリンパの他に骨盤も取ると言われました。

ところが、相川さんは、手術だけはどうしても受けたくないと思ったそうです。

そこで、熱心な正食主義者のご主人の妹さんの料理講習会に参加したところ、なんとそこに野島先生も来ておられ、それが縁でのじま医院に通うことになりました。

当時は、のじま医院でも玄米食療法が治療に取り入れられていたため、相川さんは十日間入院して玄米食療法を学びました。治療は、玄米と野菜と漢方薬のみによるもので、青汁を飲んだり、生姜《しょうが》湿布を貼ったりもしていました。

すると、次の検査で、ガンは一期にまで良くなっていたのです。ですから、その頃は相

川さんも、病気が意識の問題であるとの認識はなく、食べ物などによってなんとか解決できると思っていたそうです。

のじま医院は、正食から普通食へと変わった

――正食療法で、ガンは良くなっていたのですね。

そうなのですが、それは一時的なものだったみたいです。その後、悪化してしまいました。

自分なりに食事療法を続けていましたが、やがて出血が始まったのです。それをそのまま放っておいたものですから、自宅で大出血し、救急車で赤十字病院に運ばれました。次第に遠のく意識の中で、これで家に帰ることはあるまい、おそらくこれが最後だろうと考え続けていました。病院に着くとすぐに輸血され、その後コバルト治療を二十五回も受けました。平成八年のことです。

そのときはもう危篤状態でしたから、たとえ連絡できても、車で三時間半もかかるのじま医院に行くことは、まず不可能でした。それでも、電話でエネルギーだけは送ってもらっ

ていました。

三日くらいするとやや落ち着いてきましたので、すぐにのじま医院に行こうと思いました。すでに病院では、抗ガン剤治療の準備が進められていたのですが、体力がないからと断り、これからはホスピスのような治療を受けたいからと、退院を願い出たのです。

これには病院側もさすがに驚いたようです。普通なら、病院にすがりついてくるはずのガン患者が、退院したいと言ってきたわけですから。

結局、病院とは半分喧嘩のような形で強引に退院し、のじま医院に二ヶ月半入院しました。

そのとき、野島先生は「意識を変えなさい」とおっしゃったのですが、私にはその意味することがよく理解できずにいました。当時は、ガンの患者さんもそれほど多くはなかったですし、患者さん同士の情報交換も、あまりありませんでした。そういう中で、亡くなっていく人もいれば、治って退院されていく人もいるというように、いろいろだったのです。

今ののじま医院では、「ガンは治らない方が不思議」と言われるほどですが、当時はまだそれほどでもなかったように思います。

――そのときも、のじま医院では正食だったのですか。

いいえ、そのときはもう正食療法は止められていて、普通食になっていました。実は、ずっと正食を続けていた主人の妹も、去年、子宮ガンになったのです。ですから、食べ物も大事なのでしょうが、それよりも心が大事だということなのでしょう。ただ妹も、先生の治療で今は完全に治っています。

――それで、相川さんの場合も治られたわけですよね。

はい。野島先生のところでガンが治った第一号患者です。
血液検査の結果、ガンは消えていました。ただ、それを他の病院で確かめたわけではありません。でも、先生は「治った」と言ってくださっていますし、もう他の病院に行くことは考えていません。
ですから今は、自分の心をコントロールしながら、健康管理に気を配っています。
本当は、月に一度くらい通いたいと思っているのですが、予約も取れにくくなっているので、重病の人になるべく譲ってあげようと我慢しています。

主人と私は、病気も気持ちもとても良くなった

——相川さんは、どういうふうにご自身の心が変わられたと思われていますか。

以前は、主人に対しても、人に対しても、なにかあるとすぐ「嫌だなあ」という気持ちを強く持ったのですが、今は頭が無のような状態で、主人や他人の言動が全然気にならなくなりました。本当に、不思議でなりません。気持ちも明るくなって、毎日が楽しいのです。

私は、何年か家に閉じこもってばかりいましたが、今は、経済連でメロンやキュウリなどの箱詰めを手伝ったりして働いています。

——先生のおっしゃる「隣の人」に心当たりはありますか。

それはもう主人です。見かけ上は仲のよい夫婦と思われていましたが、実際は仲が悪

かったですから。

主人がお酒を飲むと、暴力的になる癖があり、それが嫌で嫌でたまらなかったのです。憎んだり、許せなかったりしていました。

でも、野島先生のお話を伺ううちに、私にも悪いところがあったのだと思えるようになりました。私にも悪いところがあったから、主人はそうやって暴力的にもなったのだ、と。

今、主人は建設関係の仕事をしていて、日曜日とか勤めが休みの日だけ農業をしています。米をつくって、今はそれを病院に回しています。

実は、主人も二年くらい前、心臓病が原因で脳梗塞を起こしたのです。それで野島先生にお世話になりました。ですから、のじま医院にはその頃二人して、一ヶ月に一回は来ていました。

主人は、私のガンが治ったときにはさすがに驚いたようで、不思議だ不思議だと言っていました。それで、自分も治ると信じていたようです。

それでも、一時は難病の手帳までつくったほど悪かったときもありましたが、野島先生のおかげですっかり良くなり、仕事に復帰できました。

血圧も高かったのに、それも普通になりました。ここに来るようになってずいぶん痩せましたから。それに、主人の気持ちも本当に良くなりました。今では毎朝、犬と散歩を一時間くらいしています。

――お子さんたちはどうされているのですか。

娘は二人とも嫁いでいます。息子が一人いますが、今は獣医をやっています。跡継ぎはいません。以前はそれで頭を悩ませては、息子たちを責めたりもしていましたが、今はもうそういうこともありません。子どもには子どもの人生があると思えるようになりました。

上益城郡では、先生の言葉を実践している元気なお年寄りが多い

――相川さんは、ガンが治った第一号患者ということですが、野島先生は当時と今とで何か変わられたところはありますか。

いいえ、先生のなさっていることは、昔も今も本当に奉仕の精神そのものです。ご自分のことなどそっちのけで、ひたすらエネルギーを入れてあげていらっしゃいます。

だから、私もそれを見ていて、ほんのお手伝いの気持ちで、たまに仕事先などで肩こりのある人に触ってあげたりしています。すると、不思議なのですが、本当に良くなるようなのです。

血圧が高い人も、私が触ってあげたあとに測ると正常になっていると言うのです。ですから、疲れている人や困っている人がいたら、できるだけ手を差し伸べるようにしています。

はじめてやってあげたのは、主人でした。尿道結石でお腹が痛くてたまらないので、見よう見まねでエネルギー療法をやってみました。すると主人の痛みは治まったのですが、そのときは反対に私の方が具合が悪くなってしまったのです。

そうしたら先生に、
「相川さんには生命の素がまだ足りないから、人にあげるのはやめておきなさい」
と、言われてしまいました。

今は子どもや、八十五歳になる母にも触ってあげています。母は肺炎を起こしたのですが、毎日手を当てていたら、じきに良くなりました。

そういえば、こんなことがありました。二ヶ月半の入院でガンが良くなって帰宅したあと、先生には、私の地元（上益城郡）に七回くらい治療と講演に来てもらいました。

今は講演会というと、数百人も集まってきてかなり規模も大きなものになっていますが、当時はまだ二十人から三十人程度の中でお話をしてもらっていました。

そのおかげで、のじま医院に行くことはできなくても、先生を信じて、先生の言葉を実践し、元気にしておられるお年寄りが地元にはとても多いのです。

その中の一人で、呼吸困難のため、体に穴をあけて酸素吸入のためのカテーテルをはめていた人がいたのですが、その人は病室から先生に毎日電話をして遠隔治療を受け、その方の奥さんが、先生の代わりに毎日手を当てていました。

そうしたら、なんとお元気になられたのです。今は退院され、とても元気に頑張っておられます。

20　原発不明のガンだったからこそ今の私がある

菊池栄子さん　四十九歳　山形県酒田市在住　整体学生

原発がないのに、転移性肺ガンとの診断

平成五年に卵巣膿腫になり、大学病院で片方の卵巣と子宮を摘出しましたが、このときはガン細胞は見つかりませんでした。

五年後、腹水が八キロも溜まったことから、残された一方の卵巣に水が溜まっていたことがわかりましたが、このときもガン細胞は発見されませんでした。これは非常に珍しいケースだそうで、学会にも報告されました。

健康診断で、転移性肺ガンが見つかったのは、平成十二年のことでした。転移性肺ガンではあるけれども、原発は、子宮でも卵巣でもなく、どこなのかわからない。ですから、原発がないにもかかわらず、転移性の肺ガンであると診断されたのです。

その転移性肺ガンは、あまりにもたくさんあるので、手術ではない治療方法を考えよう

ということで、二つの方法が示されました。一％か二％でも効果を期待して抗ガン剤を打つか、定期的に診察を続けながら様子を見ていくか、どちらかにしようというわけです。

ただし、後者を選択した場合、余命は二、三年だと言われました。

お金を使い果たし、ワラにもすがる思いでのじま医院を訪ねた

私はすでに主人を白血病で亡くしていますが、そのとき抗ガン剤の副作用を目の当たりにしてきましたので、抗ガン剤はこりごりと思っていました。そこで、

「もしも、先生が私のようになったなら、どうされますか」

と、逆に質問しました。すると、先生は、

「自分なら、抗ガン剤治療は受けないね」

とおっしゃいました。そこで、

「私もそうします」

と、言いました。

ですから、今の私があるのは、このとき大学病院の先生が、私への抗ガン剤治療を否定してくれたおかげだと思っています。もし最初の診断で、婦人科系の卵巣や子宮が原発と

言われていたならば、私は抗ガン剤を打つ方を選択していたにちがいありません。

というわけで、その後は健康食品をたくさん摂り、ヒーリングなどもいろいろ試しました。そういう中で、ある人から「鹿児島に行くと、いい先生がいらっしゃる」という話を聞いたのです。

それまで、健康食品などにお金も時間も使い果たし、もはや家を売るしかないと思っていた頃でもありましたので、鹿児島はさすがに遠いと思ったものの、もはや私には何も残されていないからと、ワラにもすがる思いで野島先生を訪ねました。平成十四年一月末のことです。

今では、これも全て野島先生のお導きだったのではないかと思っています。

他の人たちの痛みを和らげることが、私の役目だと思っている

野島先生にお会いしたとたん、「ああ、これで助かる!」と直感しました。どうして、そう思ったのかはわかりません。でも、本当にそう直感できたのです。

先生は何も言わずに、まず首の片側を治療してくださいました。痛いとは感じませんでした。そのことにより、体が自分のものとは思えないほど軽くなり、気持ちもよくなりま

した。

先生はフーチを見て、

「あなたは、きれいな心をしていますね」

と言ってくださり、しばらくして、

「あなたは、神ですよ」

と、おっしゃいました。

私はそれまでも、ヒーリングなどで「あなた方は神の子だ」ということを聞いていたので、野島先生の言葉も、素直に、そのまま受け入れることができました。

それに、先生はよく、

「病気のことは、忘れなさい。くよくよ思っていることが、病気の肥やしになるんですよ。くよくよ思うことによって、どんどん悪くなります」

と、言われますが、これはまったくその通りだと思い、もう絶対にくよくよしないと決めました。すると、それまで悲観していた気持ちが嘘のように消え、痛みも徐々に取れてきて、将来に明るい希望が持てるようになりました。

先生は、また、

「人を許しなさい」

と、よく言われます。

これも、そのように心がけていたら、目に見えないものが与えられるようになりました。私も先生のように、癒す人になりたいと思っていたら、あるときから人の痛いところや具合が悪いところが、わかるようになりました。そういう力が、いつの間にか私にも与えられていたのです。

そんな私の気持ちは、いっさい先生には伝えなかったのですが、藤井冴子さんと一緒に治療を受けていたとき、先生が、

「藤井さん、この人はうちの病院から出る、人を治療できる人の中で、四番目に当たる人ですよ」

と、言ってくださったのです。

「ああ、先生はちゃんと私の心をお見通しだった、先生にはもはや隠すことは何もない」と思い、信じる気持ちはよりいっそう強くなっていきました。

その後、検査にもいっさい行っていません。野島先生から直接「治った」との言葉はありませんが、他の人には、私が治っていると言ってくれているのがわかりましたし、こう

して元気でいられることが何よりの証拠だと思うからです。

現在は、青森の母のところで暮らしていますが、漁師町なので、住民はいつも忙しく、具合が悪くてもなかなか町の病院まで行くこともできません。ですから、私がそこにいて少しでも痛みを和らげてあげられるのならと、整体の学校に通うことにしました。

今は、それが私に与えられた役目なのだと思っています。

21 「最悪の乳ガン」と言われて手術をしたが、ガンは消えていた

川本由美さん（仮名）　四十四歳　熊本県八代郡在住　主婦

平成十二年二月のある晩、もう寝ようと床に就いた川本さんは、何気なく触った自分の胸に、シコリのあることに気づきました。そのシコリは、かなり大きなものでした。

川本さんは、その数年前に、定期検診で再検査を言い渡されています。びっくりして再検査をしましたが、そのときのシコリはたんに脂肪の固まりでした。

そのことで、すっかり安心した川本さんは、それ以来自分は乳ガンにはならないと信じ込んだそうです。ですから、それ以降にガンの検診を受けることもありませんでした。

そんな中、またしても胸にシコリを発見したわけです。そのシコリは、けっこう大きなものだったので、少し気にはなりましたが、前回と同じように、たんに脂肪の固まりにちがいないと、思い込もうとしました。ただし、念のため診察をしてもらっておこうと、病院に行きました。

すると、今回のシコリは前とは別のところにできていると指摘され、検査の結果、乳ガンであるとわかり、全摘出手術を勧められました。

「健康食品だけで治してみせる」と、手術を拒否

――そのとき、川本さんは医師の言葉に納得され、手術を受けようと思われたのですか。

いいえ。とにかく胸を切られるのだけは、なんとしてでも避けたいと思いました。一般的に、乳ガンは再発するのに時間がかかると言われていましたし、知人で乳ガンになった人も、十年もたってから再発したのを知っていましたから、そんなに慌てなくてもいいという思いがありました。

また、右を先に切ったあと、今度は左に再発して、そっちも切るなどというケースも多いと聞いていましたから、とても手術を受ける気にはなれなかったのです。ですから、

「手術はしません」

と、言いました。

――では、それからはどうなさったのですか。

私は、それまでも健康食品や漢方薬的なものをずっと飲んでいました。それを飲んでいれば大丈夫と聞かされていましたし、自分でもそう信じていました。ですから、今回もなんとかこの方法だけで治せるのではないかと思ったのです。

というのも、母も子宮ガンの手術をしたのですが、そのあと健康食品を飲み続け、もう十四年にもなりますが、ずうっと再発もなく元気に過ごしているからです。

しかし、母に勧められても健康食品を飲んでいたのに、それでもガンになったのは、おそらく飲む量が足りなかったせいだろうと思ったのです。

それで、もっとたくさん摂取しなければと、それからは何十万、何百万円と注ぎ込みました。もう必死でした。そうしないと、私は死ぬかもしれないとの脅迫観念にかられていましたから。

――それで、体は良くなられたのですか。

それが、良くなるどころか、強迫観念は日増しに強くなり、頭の中は不安と恐怖でいっぱいになりました。その頃はもうパニック状態で、家のこともできなくなっていました。そんな中、ふと「のじま医院」のことが頭をよぎりました。のじま医院には、主人の両親がリュウマチや関節炎や糖尿病などを患って入院したことがあり、そのとき、ガンの方がたくさん入院していらっしゃったのを記憶していたからです。

のじま医院は、食事療法をはじめいろんな治療をしてくれて、ガンで亡くなられた方も最後まで痛みも苦しみもなく、ギリギリまで家のことや仕事をしていたなどという話も聞いておりました。

私も、もちろん治ればそれにこしたことはないのですが、たとえ治らなくても、ガン患者として、最後の日まで、家のことなどもきっちりやりながら生きて、痛みも苦しみもなく死んでいけたらと思ったのです。

「ご主人を許しなさい」との言葉に、思わずドキッ！

それで、のじま医院を訪ねたのですが、そのときは、まだ先生がどんな治療をされているのかも知りませんでしたし、先生の本も読んでいませんでした。ですから、野島先生にお世話になるようになってからも、実は内緒で健康食品を飲み続けていたくらいでした。ところが、今から思うと、先生はそんなことも全部お見通しだったようです。これ以上飲み続けたら破産してしまうと思っていた矢先、先生から「そんなものを飲んでも治らないよ」と言われたのです。

そのとたん、胸につかえていたものがスーッと消えていくのを感じました。ああ、これでもう健康食品を飲まなくてもいいんだって。本当に、ホッとしました。

――最初の診察のとき、先生は何かおっしゃいましたか。

「ご主人を許しなさい」

と言われ、思わずドキッ！　としたのをはっきり覚えています。なぜなら、私は、主人に対し「この人だけは絶対に許せない！」と思い続けていたからです。

先生は、

「病気の原因はみな同じですよ」

と、おっしゃいました。隣の人、つまり私の場合は主人にしたことが、実は自分を傷つけ、病気のもとをつくったんだと……。ああ、私は、それでガンになったんだ。

あとになってそのことに気づいたとき、ブルブルブルッって、戦慄のようなものが体中を駆け巡りました。

でも、最初に先生からそう言われたときは、まだ何もわからず、ただ「はい、そうですか」と言うのが精一杯でした。それからベッドに横になり、エネルギー治療を二十分くらいしてもらいました。

私は本当に何も知らなかったので、いったい何をされているのだろうと思っていました。


――治療のあと何か変わったことがありましたか。


もうびっくりしました。ベッドから起きてみると、なんと固まりがなくなっていたのです。

シコリは、皮膚の上からもゴツッと飛び出ているような感じで、肉眼ではっきりわかるほどのものでした。それが、たった一回のエネルギー治療で、スッと消えてしまったのです。

思わず、
「あのシコリはどこへ行ったんですか?」
と、先生にお聞きしました。それに対して、先生はただ笑っていらっしゃるだけでした。それからは、先生の本を読んだり、講演会に出かけたりするようになりました。

――「隣の人を許しなさい」と先生はおっしゃったわけですが、あなたの場合、その「隣の人」とは、ご主人だったのですね。

私の場合は、間違いなく主人です。でも、それは人によって違うようです。お姑さんであったり、お母さんであったり、上司であったり、要するにいつも身近にいる人というのが、先生のいう「隣の人」のようです。
最初の頃は、まだ先生を心から信じたり、理解できたりしていませんでしたから、主人がそこにいると、どうしても許せない気持ちが込み上げてきました。またシコリが固くなってきて……。

本当に気持ちの動きひとつで、胸のシコリが、柔らかくなったり固くなったりしていました。

――では、その後は手術もせず、野島先生の治療だけで元気になられたのですか。

それが、結局は手術を受けたのです。私の両親が、どうしても先生の治療を理解しきれなかったからです。「手術をしないと手遅れになる」「早く切りなさい」と、それこそ毎日のように言われ続け、それに根負けしたのです。

それでも、一ヶ所の病院だけで、手術を決めたわけではありません。地元の病院を四つほど訪ねて……どの病院からもガンだと言われました。しかも、リンパもたくさん腫れていて進行の早い最悪のガンだと。大きなルーペのようなもので、石灰化したものを見せられ、

「ほら、これが進行が早い証拠ですよ」

とも言われました。

そのようなことを言われるたびに、ドキッ、ドキッと、身震いをするほどの緊張を強い

られ、私はまたしても、不安でいっぱいになってしまったのです。

それで、とうとう翌年の平成十三年六月に、東京の病院で手術を受けました。

そこでも全摘出と言われましたが、なんとか拝み倒して、乳房温存手術にしてもらいました。そのとき、医師からは、

「もし他にもガンがあるようなら、また手術しますよ」

と、念を押されましたが、私は、

「それでも、いいです」

と、答えました。

手術後は、私も一般の乳ガンの患者さんと同じように、抗ガン剤治療を受けることになっていました。

手術をしたが、ガン細胞は見つからなかった

ところが、不思議なことに、手術が終わったあと、私はひどく元気だったのです。周りのみんなが抗ガン剤の副作用で、食事もできずトイレにも行けず、髪も抜けてしまって、ただただぐったりしている中で、一人元気に食事ができるのをなんだか申し訳なく感じた

ほどです。

それに、いくら待っても抗ガン剤治療を始める気配がありません。だから、むしろ不安になってきました。もしかしたら、抗ガン剤の必要もないほど悪かったのではないか。ガンが大きくなりすぎていたり、散らばりすぎていたりして、もう切りようがなかったのではないだろうか。そんなふうに、悪い方へ悪い方へと考えていました。

そんな不安が渦巻く中で、ようやく一週間がたち、病理検査の結果の出る日になりました。恐る恐る結果を聞いた私に、主治医はひと言、

「ガンではありませんでした」

と、言いました。

それを聞いたとき、私は一瞬何を言われているのか理解できず、

「はあっ〜」

と、狐につままれたような感じになっていました。

やがて詳しい説明を聞くうちに、摘出したものからはガン細胞はひとつも見つからなかったということがわかりました。つまり、私はガンではなかったのです。

主治医の先生も相当驚かれていて、

「ここに来るまでにどんな治療をしてきたの？」

と、聞かれました。そこで、

「エネルギー治療をしてきました」

と、言うと、先生は、

「そんなことも、あるもんかねえ」

と、いかにも不思議だという顔をされました。

「それは宗教なの？」

と、聞かれたので、野島先生の本をお渡ししました。その先生は、あとで一生懸命読まれたようです。

なぜ私に、そんな奇跡的なことが起きたのかは、そのときはまだよくわからず、ただただ「よかった」と思いました。


――それで、ご両親はなんておっしゃいましたか。

やはり自分自身が体験していないからなのでしょう、いまだに半信半疑です。母も膝が痛いといって治療を受けたりもしていて、良くなっているのですが、それでもまだ半信半疑ですね。

ですから、今も「病院に検査に行け」とうるさく言いますが、私はもういいと、その後三年間一度も行っていません。手術後の傷口の検査に、退院後の三ヶ月間通っただけです。ただ、主人だけは信じてくれました。

「許せない」という気持ちが消えたとき、気持ちが楽になった

主人に対してはいつも、「こういうふうにしてくれたらいいのに」とか、「どうしてわかってくれないのかしら」とか、そんな思いばかり抱いていました。

例えば、主人はパチンコや釣りが大好きなのですが、私は、そのために出かけて行く主人が嫌で嫌でたまりませんでした。自分ばっかり好きなことをしているって、いつも思っていました。

そういう中で、どうしても許せない大きな出来事がありました。それ以来、主人に対する憎しみというか、私は主人からこんなにも嫌な思いをさせられたという被害者意識が、瞬時も消えることはありませんでした。

主人は、釣り好きが高じて、仲間と何百万も出し合って船を買ったのです。私の反対を押し切って。そのように家庭を省みず、好き放題に散財する主人に、私は腹が立って腹が立ってしょうがなかったのです。

だから、のじま医院に来て、いきなり先生から「あなたは悪いことをしてきたのですよ」と言われても、「なぜ?」っていう感じでした。私がどんな悪いことをしたというの、悪いのはあの人の方で、私じゃないって。それなのに、私の方がガンになるなんて、こんな不公平なことはないって、そう思っていました。

でも、そのうちに、私がガンになったということは、やはり私が何か悪いことをしてきたからだろうと、漠然と思えるようになりました。そして、こういった思いは、最初の時点で患者さんみんなが共通して感じていたのだということも、あとになって知りました。

ですから、私の場合、そういうことがはっきりわかったのは、講演会などで野島先生のお話を聞くようになってからです。

――では、今ではすっかりご主人を許しておられるのですね。

自分ではそう思っています。当初、許せないでいたのですが、その間というのは、結局、自分で自分を追い詰めて、勝手に苦しんでいたんですね。そのうちに、次第に許せる気持ちになってきて、それとともに気持ちがだんだん楽になっていったのです。自分をさんざん縛りつけていた思いから、解放されたとでもいうのでしょうか。

野島先生は私に、自分の内側を見つめることによって、見えないものがあるのだということに気づかせてくれました。そういう生活を続けていくうちに、ああ、こういうものが悪い思いなのだということが、次第に理解できるようになっていったのです。

先生は、

「自分を神だと認めるだけでいいんですよ。努力は何もいらないんですよ」

と、おっしゃいます。それを聞いて、ああ、それでいいんだと思ったとたん、なんだか気持ちがスーッと楽になっていきました。

そうして、毎日の生活の中で、先生のその言葉が思い出されるようになり、許せばいいんだという思いが強くなっていきました。

ですから、今は本当に幸せですし、自分の中に「許せない」という気持ちは、まったくないなあと実感しています。

そうすると、不思議なんですよ。主人もまた優しい顔つきになっていくんです。周りの人も、知らぬ間に私に優しくしてくれるようになりました。

のじま医院には、こういう話を素直に話せる人たちがたくさん通っていらっしゃいますから、お互いに「許せたら、自分が楽になって幸せになれるわよねえ」と、言い合っています。

――「許せた」ということを、川本さんは何で実感されるのですか。

はじめは、「許す」ということがどういうことなのかがわかりませんでした。自分では許しているつもりでも、それを何かで測ることも証明することもできませんから。

でも、何か事あるたびに、例えば、主人に何か言われても腹が立たなくなったとき、ああ、私は主人のことを許しているのかなあと、思うようになったのです。私の場合、そういう形で自分の意識を測ったというか……。だから、もしそのとき、主人に何か言い返したり、反発したりする気持ちがあれば、ああ、まだ許し方が足りないのかなあと、思ったりするわけです。

先ほども申しましたが、以前は主人がパチンコや釣りに行くことが、たまらなくイヤでした。それが今は、気持ちよく行かせてあげられるのです。お金のことも気にならなくなりました。パチンコから帰った主人に、「今日はどうだった」って聞けるようになりました。そうやって、主人の満足や喜びを、自分も楽しんで受け入れられるようになったのです。

――先生の言葉の中で、特に印象に残っているものは?

「私も神なのですよ。あなたも神なのですよ。私ができることは、あなたにもできるのですよ。私はただそのお手伝いしただけです」という言葉です。

あのとき、私は、自分を神だと信じたわけではありませんでしたが、なぜかその瞬間、「ああ、本当にそうだ。主人を許さなければならない」と心から思ったのです。

今は鍼灸師を目指して勉強中

――今は、治療はまったく必要ないのですか。

最初は、ガンの「後遺症」で苦しみました。足の付け根がズキズキしたり、体全体の筋肉が固くなっている感じで。腰痛も、かなりありました。子宮筋腫もひどかったのですが、それも今では良くなっています。もちろん、手術はしていません。重症の花粉症も知らない間に治りましたし、先生からは、「もう病気の波動はなくなった」と言われました。前世のカルマも消えているそうです。

それでも、今も週に一度はのじま医院に来ています。治療を受けてはいません。今は患者さんが多すぎるし、重症の患者さんたちがたくさんいらっしゃる中で、私のように元気になっている者が、先生の貴重な時間を奪っては申し訳ありませんから。

ここに来て、いろいろな方とお話しするだけでいいのです。先生のエネルギーを近くに感じるだけで、体が熱くなり、元気になれるのです。

――今後、何か考えていることがおありですか。

まだ試験に合格してはいませんが、来年から、鍼灸師を目指して学校に行きたいと考えています。鍼灸師として先生のお役に少しでも立てたらいいなあと。

今から新しい仕事をしようとしても、年齢的に限界があります。そういう中で、自分にできることは何かと考え、先生に治療してもらったおかげでここまで来られたとの思いから、自分にもそれだけの力があるのなら、何らかの形で還元したいと考えるようになりました。

鍼灸師の資格を取れば、自分なりの治療行為が認められます。患者さんの中には、すでに鍼灸師の学校に通っている人も、実際にその資格を持った人もいらっしゃいます。

先生の「自分のしたいようにしなさい。あなたにはできます」とのお言葉に、「やりたい」との気持ちが強くなり、今少しずつ勉強させてもらっています。

22　肺ガンと闘いながら、医者としてこの体験を治療に生かしたい

木原玲子さん（仮名）　三十七歳　神奈川県横須賀市在住　医師

奇跡を起こすしか、生きる道はない

大学病院の第一内科血液科の医師として勤務する私に、肺ガン、それも腺《せん》ガンが見つかったのは、平成十三年七月の職場検診でのことでした。そのとき、私には、まだ二歳と四歳の小さな子どもがいました。

私が所属する第一内科は、血液科の他に膠原《こうげん》病科と呼吸器科とが一緒になっており、肺ガンが治らない病気であることは、自分自身、百も承知していました。肺ガンは、ふつうレントゲン撮影で発見され手術するのが一般的ですが、その中で腺ガンの場合は、二、三年で転移したり再発して亡くなるケースがほとんどです。

八月に手術しました。ガンがリンパ節の方にまで広がっていたため、リンパ節に放射線をかけましたが、その組織検査でリンパ節転移もかなりあることがわかりました。ここま

で進むと、もはや二、三年以内には死亡するのが医学的には一般的な見解です。

それからは、玄米食をはじめ、山歩きやヨガ・瞑想などいろいろなことを試しました。

そういう中で、自分がガンになったのは、心が関係しているのではないか、自分を変えられればガンも治るのではないかと思うようになりました。

ところが、一年半くらい頑張ってみたものの、なかなか不安は取れないまま、逆に翌年十月には、骨転移していることがわかりました。

そこで、以前「ガンの患者学研究所」のホームページからのリンクで知っていた野島先生にメールを送り、入院させてもらったのです。

ただし、私は、はじめから野島先生のことを信じていたわけではありません。むしろ、ヘンなことをやっている病院があるんだなあと思ったものです。それで、のじま医院のことは、もっといろいろ試してみて、どうしてもだめだったときの最後の砦として残しておこうと思ったのでした。

ところが、病気がどんどん進む中で、もはや私には奇跡しか生き残れる道はないのだと感じたとき、急に野島先生の本を読んでみたくなり、たま出版に連絡を取って本を送ってもらいました。本は一気に読みました。

そのとき、ああ、これで救われるかもしれない、心を変えることで治せるかもしれないと直感したのです。それでも、鹿児島に出かけるときには、家族に、「変なところだったらすぐに帰ってくるからね」と言い置いたほどでした。

体温が上がったことを拠り所に、なんとか信じて頑張ろうと思った

待合室に入ったとたん、「こんにちは」と明るい声をかけられ、一瞬、場違いなところに来てしまったかしらと感じましたが、治療室を覗いた瞬間、ああ、これは間違いないと直感しました。それでも、私が完全に信じていると先生が判断されるまでには、その後三ヶ月を要しています。

私は職業柄、あまり理屈に合わないことを信じないタイプであるため、どうしても「本当かなあ」と疑ってしまうのです。ですから、最初の頃は先生に、「あなたは全然信じていないみたいだから、そうなるとあと一年の命ですよ」と、言われたりもしていました。

自分としては先生を信じて理解しているつもりなのに、全然変わっていないと言われるのがとても辛くてなりませんでした。でも、きっと何かあるはずだ、あきらめないでつい

ていこう、なんとか信じる方向に持っていこうと思い始めていました。

そのきっかけとなったのが、体温です。

私は普段、三五度五分くらいしかないという低体温なのですが、入院中はずっと三七度くらいに上がっていました。それで、やはり何かエネルギーのようなものが入ったからだろうと信じるようにしました。それが、最初の頃の私の唯一の拠り所だったのです。

一般に、治らないで苦しんでいる人というのは、当時の私のように、どうしても疑ってしまいがちなようです。そうして、なかなか信じ込めないところに、根本的な問題があるようです。

最初は二週間だけの入院で帰りましたが、自分がとても元気になった気がしました。その後は、遠隔治療も受けました。主人もまた医者なのですが、そんな私を、「大丈夫、大丈夫」といつも励ましてくれていました。

しばらくすると、こんどは足が痛くなったので、また直接治療してもらいました。そうすると、また元気になって帰って来られました。それは、家族もびっくりするほどでした。

ただ、ここにきて、不注意にもお風呂場で転び、歩けなくなってしまいました。

ガン患者の場合、足が痛いのは骨に転移したからであり、それはガンがどんどん進行していると捉えるのが、一般的な医学上の考え方です。でも私の場合、野島先生が「あなたは全然心配ないですよ」と言ってくださいますので、それを信じています。

ガンがその後良くなっているかどうかは、検査をしていないのでわかりません。でも、のじま医院の患者さんは、調べていない人も多いようですし、自分の心の状態で症状が出たり消えたりするのを、皆さんはわかっていらっしゃるようです。

周りの人も幸せになって、はじめてガンは治るのだろう

私は昔から極度の心配症でした。悲観症で不安症で、何をやっていても心から楽しいと思ったことはありませんでした。仕事も家庭も子育ても、全てが大変で、疲れ果てていました。勉強ばかりしてきたせいで、エネルギーが枯渇してしまったのではないかと思うのです。

ですから、「私がガンになったのはあなたのせいだ」と言って、母に八つ当たりばかりしてきました。そうやって、私はこれまで何でも人のせいにしてきたのです。

とにかく、いつも自分がいちばんでなければおさまらない形で生きてきました。だからきっと、そういう自分に、自分でうんざりしていたのです。病気になったとき、ああこれ

で医者をやめられるなどと、本気で思ったものでした。

子どもを妊娠中も、非常勤で働きながら博士論文を書き、医学博士になりましたが、結局それも肩書きをつくるだけの、小手先だけのものだったのです。そんなことのために、私は何十年も頑張ってきて、残ったのは虚無感だけという有り様でした。

勉強もよくできて、人から褒められるよい子だった私は、母にとっては誇りだったでしょう。でも、実際は、母の考えるようなよい子ではなかった。親が病気になっても平気でいられるような、思いやりのない自己中心的な人間だったのです。

自分が病気になったときも、なんでこんなに一生懸命頑張っているのにガンになんてならなければいけないのよ、不公平だ、って、心を真っ暗にしていました。

でも、そんなふうに、自分の汚い部分をありのままに見られるようになったとき、先生は「良くなりましたね。治りますよ」と言ってくださったのです。

それでも私は、これまでは今とは反対の生き方をしてきたわけですから、どうしてもそれに固執してしまって、なかなか乗り換えられないところがあります。

病気が良くなっている人の本などを読むと、ガンが治っただけでなく、別の意味でも幸せになり、その人の周りの人も幸せになっています。そうなってはじめて、ガンは治るのでしょう。

　ですから今は、あまり難しく考えずに、素直でいようと思っています。そして、もしこのまま命を保ち続けられるのなら、この貴重な体験を少しでも生かせるような治療をしていきたいと考えています。

23　糖尿病、C型肝炎、肝硬変、肝ガン等々、全て良くなり元気になった

安井奈美恵さん（仮名）　七十三歳　鹿児島県日置郡在住　主婦

安井さんは、二十年前に甲状腺腫瘍を切除しましたが、右側が悪性だったためコバルト治療を受けました。七年後に糖尿が出て、翌年にはC型肝炎になりました。その頃から体の調子も悪くなり、薬を飲み続けながら、C型肝炎の方は、肝臓治療で有名な病院で治療を受けました。

ところが、平成十一年に肝硬変が見つかり、肝ガンが三ヶ所にできていると言われました。このとき、安井さんはエタノールの注入を受けますが、その後、胆管からも出血し、血管造影で治療されたそうです。

その何ヶ月か後、またしても肝ガンができたと指摘され、再びエタノール注入をし、血管造影しました。それを、平成十五年の五月までに五回もされたそうですが、ひとつガン

を殺してもまた次々にできるという状態でした。

そんな安井さんに、平成十四年の十二月、近所の友人がのじま医院を紹介してくれました。

その人はガンではありませんでしたが、安井さん同様、たくさんの病気に苦しんでおられました。それが、のじま医院にかかってからすごく良くなったとのことでした。

その話を聞いて、安井さんはすぐにも行こうと思いましたが、ご主人がいまひとつ半信半疑だったため、なかなか訪ねることができずにいました。それでも、ようやく平成十五年四月七日、友人と一緒にはじめてのじま医院を訪ねられたのです。

駅の階段がのぼれるようになり、夫が目を丸くした

――はじめて治療を受けられて、いかがでしたか。

それが、たった一回治療を受けただけなのに、すごく楽になりました。来る前は一歩でさえ歩くのがきつい状態でしたが、本当に体が軽くなって、帰りは駅の階段をトントンと昇り降りできたのです。自分でもびっくりしました。

先生が、

「痛いところに『野島政男』と書いてごらん」

と、言うので、右の膝に書きましたら、なんとスッスッと歩けて、胸の息苦しさも取れて、本当に体が軽くなりました。

先生は、

「一週間後にまた来なさい」

と、言ってくれたので、今度は一人で行きました。駅までは、夫が送ってくれましたが……。

実は、夫は、私がはじめて治療を受けて帰ってくるとき、

「駅の階段の昇り降りが楽にできるようになった」

と、いくら言っても、信用してくれませんでした。

「そんなバカなことが、あるわけがない」

と、言い張るのです。

だから、二回目の治療のときも、私を駅まで迎えに来てくれていたのですが、私の言うことが本当かどうか、駅の待合室でそうっと様子を見ていたのです。

そうしたところ、私が向こうから階段を元気よく昇って来るものですから、目を丸くして驚いたそうです。

――一回目の治療は、どういうものでしたか。

右の首筋を触っていただいたのですが、これがもう痛くて痛くて、「もうやめてくださいい」と叫びたいくらいでした。涙が出ました。

時間は測っていませんでしたから、どのくらいかわかりませんが、ものすごく長く感じました。他の人を見ていると、だいたい十分か十五分だったのではないかと思います。でも、あまりの痛さに、よくこれで皆さん我慢していると感心しました。

あのようなかたちで、先生からエネルギーを入れていただくのですね。それで、一回目の治療が終わったら、体がとても軽くなったのですが、それ以外にも、不思議なことに、夫が優しい言葉をかけてくれるようになったのです。

あろうことか二人で入院、私は血管造影、夫は摘出手術でもう大変

――ご主人が優しい言葉をかけてくれるということは、それまでなかったのですか。

鹿児島の昭和一ケタ生まれの男というのは、主人のようなタイプが大半ではないでしょうか。けれども、夫がC型肝炎になり、インターフェロンの治療をしてから、性格が荒っぽくなったということはありますね。インターフェロンの治療の注意書きに、「インターフェロンによって人格が変わることがある」と書いてあるのですが、これは本当のようです。

夫は町会議員をしていて、そのことでの過労が原因だったと思います。夫は、家庭を犠牲にしてでも町民に尽くすような生活をしてきましたから。

町会議員になる前は郵便局員でしたが、その頃から肝臓は悪かったように思います。それでも、関係する人が選挙に立候補すれば、その人のために一生懸命尽くしていました。

そんなふうに、とにかく夫は人の面倒をよく見るのです。

例えば神社や地元のお祭りなどがあるときは、子どもたちに踊りや歌の稽古の世話を、毎晩のようにしてあげます。だから、近所の子どもたちから、とても慕われて、みんな主人の方にばかり集まってきます。これも性格なのでしょうが、お祭りの世話にしても、とにかく人に任せられないようなところがあって、全部自分で引き受けてしまうのです。

そんなことを繰り返しているうちに、肝臓はどんどん悪くなっていきました。本当に、食べたか飲んだか寝たかわからないような生活をしていましたから。

というわけで、夫も平成十三年十二月に、肝臓に腫瘍ができたと言われ、一部摘出手術を受けました。

だから、あろうことか、あのときは二人で同時に入院したのです。私は血管造影、夫は摘出手術。もう大変でした。

――今は、ご主人も一緒に野島先生にかかっておられるようですね。

はい。三回目の治療のとき、夫に病院まで付き添ってもらったのです。そのとき、一緒に診てもらったのがきっかけでした。

野島先生の治療を受けてから、よいことばかり

――でも、ご主人は野島先生の治療法には、半信半疑だったのですね。

私が元気になっていくのを隣で見ていて、自分も来る気になったのでしょう。というのも、二回目の治療の三日後に、転移をしていないかどうかを調べてもらおうと、PET（ポジトロンCT）という新しい機械を導入したばかりの脳外科の病院で検査をしてもらったら、なんと肝ガンが消えていたのがわかりました。それで、夫もすっかり驚いてしまいました。

ただ、肝硬変の方はまだ治っていません。でも、こんなに体が動きやすくなったのですから、きっと治る望みはあるだろうと思っています。

最初に先生から、

「私の本を読みましたか」

と、聞かれたときには、

「読みましたが、信じられません」

と、正直に答えました。

それで、二回目の治療のときにも、先生は、

「ガンはすぐ消えますよ」

と、言ってくれたのですが、私はやはりにわかには信じられず、またしても、

「信じられません」

と、答えました。

それで、わざわざ病院で検査を受けたりもしたのですが、まさか本当にガンが消えていたなんて……。


——その他に、良くなったことは何かありますか。


肝臓が悪いと血小板が少なくなるせいか、鼻血が本当によく出たのですが、それも止まりました。

それから、糖尿もあるので眼底出血していたのですが、それもなくなり目もよく見えるようになりました。四月の時点では二一六もあった血糖値が、今は一三五にまで下がって

います。

それに、二、三年前から頭が痒くて掻きむしっていたら、傷になったりしていたのですが、それも良くなりました。もうよいことばかりです。

ただ、不整脈の方は、まだ動きすぎたりすると起きることもありますが、それも前ほどにはひどくはないですし、長い病床生活で頭もボケ気味だったのが、最近は判断力もしっかり戻ってきたように思います。近所の人に会っても、「顔色が良くなったねえ」と驚かれています。

夫は、今回で三回目なのですが、次は三ヶ月先でいいと言われたそうです。えっ、なんでそんな先なのと思いましたが、それだけ夫も良くなっているということなのでしょう。

それに、夫は、ここに来るたびに性格も温和になってきました。体全体が良くなると人柄も変わってくるのですね。本当に不思議です。

24　自己治癒力を信じて膀胱ガンを克服

並木達也さん（仮名）四十八歳　熊本県八代市　婦人服小売業経営

熊本県八代市にお住まいの並木達也さんは、婦人服小売業の店舗を十軒も展開され、さらに三店舗の開店を予定されるなど、精力的に活躍されています。

しかし、そんな並木さんも、三年前、血尿が出たのをきっかけに症状は悪化、一年半後には膀胱ガンになりました。当初は、五、六年前にかかった尿管結石の再発くらいにしか考えていなかったし、医者からも同じことを言われたそうです。

それでもどこかしっくりせず、前立腺が悪いのかなあなどと思いながら過ごすうち、やがて尿から血液が出るようになってしまいました。

友達から紹介された病院の血液検査でも、腫瘍マーカーには異常が見られなかったため、平成十四年二月、最後の手段として尿道から管を通す膀胱内視鏡検査をしました。その痛さといったらたとえようもないほどで、まさに「死ぬ思い」だったと言います。

その結果、膀胱ガンが見つかったのですが、医師からは、「薬も効かないので、すぐに手術をしよう」と言われました。

しかし、並木さんは、以前にある体験をしていて、人には自己治癒力があると信じていました。そこで、友達などにも頼んで自然治癒力を高めてくれるような病院を探していたところ、インターネットでのじま医院を発見することができました。

「病気は自分で治せる」と信じていた

――並木さんが、自然治癒力の病院を探そうと思われたのには、ある経験に基づいてのことだそうですが、まずは、そのことからお聞かせください。

もう三十年くらいも前に遡ります。まだ僕が予備校生だったとき、突然学校で倒れたのです。もちろん意識もないような状態で、すぐに病院に運ばれました。個人病院に八ヶ月いたあと、国立病院に移りましたが、GOTとGPTの値がずいぶん上がっていました。そこで、ステロイドなどを使った治療を続けたのですが、どうしても原因がわからない。それが、母子感染のB型肝炎だとわかったのは、ずうっとあとになってからのことでした。

実は母が、B型肝炎のキャリアだったのです。

だから、予備校にも行けずに入院を続けていたわけですが、幸い受験にだけは行ってよいと許可が出て、病院から入学試験を受けに行って、無事に同志社大学に合格しました。入学したあとは、大学の方でも、事情を受け入れてくれて、一年間は登録だけにして、二年生から通学するようにしたらどうかと、言ってくれました。

そんなあるとき、父がゴルフ場で、肝硬変であと二ヶ月などと噂されていた人に、偶然出くわしたのです。あまりの元気さに驚いて尋ねると、宮崎のあるクリニックで断食によって治したのだということでした（ただし、そのクリニックはそのときの先生一代で廃業しています）。

父からその話を聞くと、僕はすぐにそのクリニックに移りました。酵素入りの野菜ジュースと下剤を飲み続けると、三日目くらいから顔中油が吹き出てきました。五日目には舌が真っ白で、苔が生えた状態になりました。体中から毒素が出てくるのが実感できました。ああ、こうやって、自分で自分の体を治そうとしているのだと直感したのです。

そして二週間後、補食に入ったときに、宿便が出ました。そのとき、肝機能の検査をすると、まったく正常に戻っていました。

ですから、このときの体験が自分の原点となっていて、それ以来、病気は自分で治すものと決めていたのです。

——それで野島先生のおっしゃっていることも、すぐに理解できたのですね。

はい。僕は、見えない力を信じます。実際に、タバコの味を変えることだってできます。だから、野島先生にはすぐに共感を覚えました。

それに、今回の膀胱ガンも、絶対に自分で治そうと思っていましたから、自然治癒力を高めてくれる先生にぜひ出会いたいと願っていたのです。それが野島先生だったというわけです。

野島先生は、私を見るなり、「あなたは治ります」と言ってくれましたし、私もきっと治るだろうと信じていました。

——では、それからは野島先生のところだけで治療をされたのですか。

ただし、念のためセカンドオピニオンを取っておこうと、福岡のガンセンターで検査を受けたのですが、やはり膀胱ガンとの診断でした。

それで、ガンセンターの方から、抗ガン剤治療や放射線、手術など五つのやり方が示され、

「どれにしましょうか」

と、聞かれたので、

「そこにはない、六番目の自然治癒力にします」

と、答えたのです。

すると、

「そんなバカなことを。自然治癒力で治るわけがない。そんなことをしていたら手遅れになりますよ」

と、言われ、手術しないのなら一年しか持たないとはっきり告げられました。

そこで、僕は、

「わかりました。では三ヶ月間だけ時間をください。自分の体は自分で責任を持ちます」

と、言って、泌尿器科の部長を仰天させました。

――その後、のじま医院に入院されたのですか。

平成十四年の五月に、三週間入院しました。二週間目のときの尿検査で、シロになりました。病院では一年しか持たないと言われましたが、今は、この通りピンピンしていますよ。

今はボランティアで、苦しむ人の助けになるよう努めている

それで、なぜガンになったかですが、僕の場合も、意識が悪かったからだと思います。僕は気が短い方で、すぐに腹を立ててしまう。怒った方はそれをすぐに忘れても、相手は忘れないものです。女房に対しても、性格が違いすぎることでイライラしては、怒っていました。

とにかく、僕は人の意見に耳を傾けないようなところがあるのです。自分はいつも正しいと思っていましたから。だから、子どもたちにも、それを強要してきました。

あるとき子どもから、

「僕は、お父さんほどには、自分を正しいと思っていない」

と、言われたりもしました。

実は、僕は国際線のパイロットになりたかったのです。父がパイロットだったのですが、家庭の事情でやめなければならなくなり、そのため子どもたちの誰かを何がなんでもパイロットにさせたかった。弟もいたのですが、目が悪くなったため、父は、勉強もできて柔道も強かった僕に、期待をかけたわけです。

ところが、オイルショックで四年間くらい航空会社の採用もなくなり、僕の体も悪くなって、とうとうパイロットの道をあきらめた僕は、家を継ぐことにしたのです。

だから、僕もまた叶えられなかった夢を子どもに託そうと、頑張らせすぎてしまったのですね。子どもの一人が自律神経失調症になり、半年くらい引きこもってしまったのです。最初は足が動かなくなったのですが、リハビリをしていたら、どうも自律神経がやられているようだと言われました。

そして、ちょうど同じ頃、僕の発病もわかったのです。だから、その頃の僕の家庭の状態は最悪でした。

本当に、子どもの病気は全て親の責任だということがよくわかりました。

――今はもう、全然自覚症状はないのですか。

見ての通り、ピンピンしています。それに、どうやら野島先生から力を得たようで、今は仕事の合間に病院を回って無償のボランティアをしているのです。

労災病院の皮膚科の部長に、僕の高校の後輩がいるのですが、あるとき僕の話を聞いて、「ちょっとやってくれないか」と頼まれたのがきっかけです。

ヘルペスや傷の痛みのある人の首や足や手のリンパを触って、痛みを止めてあげています。だいたい十分くらいで痛みは止まるようです。花粉症も治せます。

だから、今は僕の患者さんだけで四十人くらいいます。苦しんでいる人たちを助けて感謝されるときの喜びは、仕事が成功したときの喜びとはまったく別のものです。

例えば、町を歩いているときなど、手がすごくビリビリして熱くなってくるときがあるのですが、そういうとき誰かを触ってあげると、ものすごく効果があるようです。もしかしたら、野島先生の遠隔のアンテナがいろいろなところにセットされていて、そこからインターセプト（球技で、相手のパスを横取りすること）しているのではないかと思ったりしているほどです。

特にここ三週間くらいは、いつも熱くなっていて、相手の病状に合わせて、ああ、今自分は一〇〇％出しているなとか、五〇％出したりしているな、などと感じています。

ですから、今は自分の病気のことなど忘れてしまっていますね。人さまのお役に立てるようになったことは、本当に嬉しいですから。

のじま医院は、とても優しくて、とても難しい病院

野島先生は、常々、

「触って痛みを止めることは、誰にでもできる」

と、おっしゃっています。

ただ、僕の場合、見えないものを信じる気持ちが、他の人よりは強いかもしれません。僕自身のガンが治って、試しに他の人にやってみたら痛みが消えたということがあって、これは確かに自分でもできると思いました。

そんなふうに僕を導いた野島先生は、本当にスーパースターなのですが、あまりスーパースター、スーパースターと考えず、どこかのクラブの先輩のように考えたらいいので

はないかと思っています。もちろん先生を信じて信頼しなければだめなのですが、完全に頼って、自分を預けてしまったら、だめなんですね。

だから、クラブの先輩にスーパースターみたいな人がいて、自分もああなりたいと思って意識を変えていく。そういう存在ではないかと思っています。

それにこの頃は、先生がどんどん上に上がっていかれるので、「おこぼれ頂戴します」という意味でも、定期的にのじま医院には来るようにしています。

先生は、

「並木さんが、もう少し私を信じてくれたらいいんだけどね」

と、おっしゃいますが、僕にはその意味がよくわからない。自分としては信じているつもりでいるからです。でも、先生からは「フーチの回り方が足りない」と、よく言われます。

フーチについて言うと、信じる度合いは同じでも、よく回る人と回らない人って、必ずいるでしょう。だから、あまりそれにとらわれないで、自分は自分で自然にしていれば変わってくるのではないかと思っています。

先生によると、僕の場合は正のカルマ、つまりよいカルマがすごく回るそうです。今年の春、それを電話で言われて褒められました。

「あなた、いいことしているんでしょう」

って。

カルマとは、宿業とか宿縁とかいう意味で、それを解消するために人間は生まれてくると言われていますよね。

自然治癒力と意識の問題とそれを導いてくれた先生との出会い、それが僕にとっては全てです。


――最近の並木さんを見て、家族の反応はどうですか。


「いよいよお父さんは怖いものなしね」

と、言われています。今は、女房でも子どもでも、疲れた様子をしているときはまず触ってあげるようにしています。それまでは、ただ厳しくて、自分と比べては「だらしない」とか「しっかりしろ」と怒鳴っていましたから。

いろいろな意味で、今、僕は試されているのだと思うのです。僕がのじま医院に来るのは、ここが僕にとって試される場であるからなのでしょう。だからこそ、解決もまた自分でしていかなければなりません。自分に折り合いがつき、解決できた人は、どんどん治っていくのです。

そういう意味では、ここはとても優しくて、とても難しい病院だと思っています。

奇跡は起こる！　ガンだと言われても、決して焦ってはいけない

それに、今申し上げたような意識でいる限り、仕事がうまくいかないはずはないと思っています。僕は、「やり直し」はできないけど「出直し」はできると思っているのです。自分が病気になったことで、出直すきっかけができたわけですから。

ただ、僕は負けたくないという性格が強すぎて、それが災いしてしまう部分があったのだと、今になって思います。例えば、商店街の世話もけっこう頑張ってしてきたつもりでしたが、周りが不況の渦に巻き込まれて四苦八苦している中で、僕の店だけが拡張につぐ拡張でしたから、妬まれる部分も多かったのではないでしょうか。

両親は、出る杭は打たれると心配しましたが、僕は「出すぎた杭は打たれない」とか「打たれてもビクともしない強い杭になればいい」などと言って、たぶん傲慢になっていたの

ですね。

——では、これからは、ボランティアにも精を出されるおつもりですね。

せっかく助かった命なので、人のために尽くしたいと思っています。これは身内の話で恐縮なのですが、もうひとつすごい体験があるのです。平成十四年十一月、東京にいる義母が、心臓に血栓ができて命が危ないと言われ、即刻手術を受けたものの、出てきたときはすでに命の火が消えかけていました。

すぐに、付き添っていた女房から電話が入り、

「野島先生に頼んで、遠隔治療をしてもらって」

と、言われたのですが、あいにく先生は講演会に行かれて留守でした。

病院からは、

「自力再生の兆しがなかったら、生命維持装置をとります。あと六時間待ちましょう」

と、言われました。

そこで僕は、一晩中、子どもたちに野島先生の本を一冊ずつ持たせて円陣を組み、

「おばあちゃん良くなってください。我は生命なり」

と、唱え続けました。

その結果、自力再生に望みをつないだ義母は、その後一日で輸血を二十パックしました。

そのせいか、僕が三日目に行ったとき、顔は相撲取りのように膨らんでいました。

そこで、僕が女房と一緒に触ってあげていると、七〇しかなかった血圧が一六〇くらいになりました。面会時間は一日三回、三十分だけです。だからそのときは、野島先生に電話して、「今から入るので先生のエネルギーをください」とお願いして、母に触っていました。

四日目、主治医は、

「これは奇跡です」

と、言いました。

「これまで私は、何千人と診てきましたが、こんなことははじめてです。この病院始まって以来の奇跡です」

と、言われました。

あとで野島先生は、

「家族の力が大きいのですよ。あの晩徹夜して（下の子ども二人は途中でダウンしてしまったので、長男と二人で頑張ったのですが）、家族の思いをひとつにして念じたことがよかったのです。これだけしてあげたら、野島が四人も五人もいたのと同じ力が出ます。だから治ったのですよ」

と、おっしゃってくださいました。

――ガンを克服された並木さんから、皆さんに何か伝えてあげるとしたら、どんなことでしょうか。

何があっても焦らないことです。焦らなければ選択肢の幅も広がります。ガンと言われても、すぐに死ぬわけではないのですから。まずは慌てないこと。そうして、自分の意識を変える努力をすることだと思います。

お子さんが病気になったら、まずは自分の家庭を省みてください。

『意識を変えたらガンが消えた』に寄せて――のじま医院院長　野島政男

「ガンは治らない」という考えは、まちがいです。
最近の患者さんの中にも、開腹したが胃ガンが周囲に広がっているために摘出不能で、そのまま閉じてしまった人がいました。この患者の場合、口から食べられなくなったときに、食べ物を流すための管を小腸に入れていました。しかしのじま医院で数日間治療したら、食事を全量摂取できるようになり、みるみる元気になり、東京へ帰っていきました。そして今まで治療を受けていた病院で内視鏡検査を受けたところ、ガンはなく、軽い炎症があるだけだったそうです。

熊本のある大病院で喉頭ガンの診断をされ、手術を勧められた患者さんがいました。声帯を残す手術を希望して、ガンセンターを紹介されました。ガンセンターに行く前にのじま医院を受診したいとのことで予約なしに来院されました。この患者さんは、当院で治療し、膀胱ガンが治った人から紹介されてきた方なので、来院したとき、すでに私を信じていました。しかも極端に信じていました。私は振り子を使って、私を信じているかどうか、その信じる程度を調べることができます。患者さんが怒りや憎しみをもっているかどうかもわかります。傲慢かどうか、自己中心的な人かどうかもわかります。

治療する前から私を信じている患者さんは、私が治療したあと、ガンが治ります。「私は神を超える者ですが、あなたも神を超える者ですよ」といつも話をしています。神を超える者の力がガンを治すのです。それ以外の方法ではガンは治らないのです。「我は神なり」ではガンは治らないのです。「我は神なり」の波動が出ている人の中に驕《おご》りの波動が出てきた人がいます。しかし、人はすべて同じように作られています。だから、驕ることは間違っているのです。

神になっても驕ることがあります。これはどうしてかを考えてみました。神を超える者の波動、神を超える者をさらに超える波動が出ている人もいます。神は最高の意識をもっているわけではないのです。「我は神なり」の波動が出ていても驕るということは、上がまだまだあるということなのに、これで最高に達したという間違いから出る思いなのです。

ガンが治った人には「素直《すなお》波動」が出ています。素直さが大事なのです。〝神を超える者の力〟がガンを治すのです。それ以外ではガンは治らないのです。

巷には「ガンが治った人の本」がよく見受けられますが、私から見るとすべての方が治っていません。〝神を超える者の力〟以外には、一時的に見えているガンが消えることは肉眼的にも顕微鏡的にもあると思いますが、本当の意味でガンが治ったわけではないのです。

その証拠に、信じているものが信じられなくなったり、怒り、憎しみ、恨み等、悪い感情が起こり続けると、見えなくなっていたガンが現れてきます。また、見えなくなったために治ったと思っている人がこの世を去って、再びこの世に生まれたときには、また、ガンになります。

ガンを治すためには、すべてを許せるようになることが必要なのです。すべてを許せる人のことを「神を超える者」というのです。他人がどのようなことをしようとも、考えることなしに自分ができることをその人にしてあげることのできる人を「神を超える者」というのです。

前述の喉頭ガンの人は、治療したあと「神を超える者」になったのです。翌日遠隔治療をしてほしいという電話があったとき、私はあなたはもう治っていますよと告げました。実際、ガンセンターの生検でも、ガン細胞はなかったのです。

直腸にガンが浸潤して腸閉塞状態になり、肛門から管を入れて便を水で溶かして排便していた女性がのじま医院に来院しました。来院してから数日後にＭＲＩで調べたらガンは消えていたそうです。ガンによる腸閉塞だったのかなぁと主治医は話しているそうです。

人間をやめて、「神を超える者」として生きるようになるとガンは消えるのです。「神を超える者」になる以前には、周りで起きていることにすぐ反応して、怒ったり、憎んだり、恨んだり、仕返ししようとした人でも、「神を超える者」になると冷静に対応できるようになるのです。人を非難することができなくなるのです。すべての人を許せるようになるのです。

嫌なことをしたり、嫌な言葉、汚い言葉を使っている周りの人を、やさしく見守れるようになるのです。忌まわしい事件が報道されているのを聞いたり、読んだりしても、悪いことをしている人を非難しなくなります。「極悪犯罪人は死刑になってしまえ」と思っている人は、ガンが治ることはありません。罪の償いはしてもらわないといけませんが、死刑に賛成することは、間接的な殺人者になることなのです。

忠臣蔵の大石内蔵助《くらのすけ》をはじめとする四十七士は、テロリストと何の違いもありません。人を殺すことが良い人だと認められた時代もあったということです。良い殺人と悪い殺人を区別するのが人間ですが、本当は殺人には変わりないのです。人にしたことは自分の肉体にしたことなのです。

人に対して思ったことはあなたの意識体に変化を与え、いずれ自分の肉体に現れます。その人が何をした人であろうが、とにかくその人に対して思ったことが、あなたの肉体にいずれは現れるのです。みなさんの肉体は、みなさんが思ったとおりなのです。すべてを許したとき、ガンは一瞬のうちに消えることもあるのです。

「神を超える者」になった人に特徴的な波動が見られます。絶対時間と絶対空間の波動です。素直になったとき、絶対時間、絶対空間に意識が存在するのです。

ガンの患者さんは、自分に起きていることに驚く必要はありません。自分がまいた種が汚く実ったということです。すべてを受け入れること（受容）で、治る道が開かれるのです。すべてを受け入れたとき、心が自由になります。

周りに原因を求めて、何か良いものがないかと探し回っても、ガンは他のもので治ることはありません。症状が取れることはあります。すべての人は、本来は神以上の者ですから、何かを心から信じたとき、一時的にガンが消えることはあります。しかし、治ったわけではありませんが。

のじま医院で私の教えを理解できず、また自分を「神を超える者」と認めることができなかった人を、振り子で調べてみました。すると、この世を去ってからもあの世でもガンを起こす波動をもったままでした。ガンになる人は、赤ちゃんのときからガンになる道を歩いているのです。この赤ちゃんは、いずれガンになる人だということが私にはわかります。その人には、生まれたときから反ウラニウム波動があるからです。

のじま医院以外で、反ウラニウム波動が消えた人はいないだろうと思っています。巷でガンが治ったと言っている人でも、反ウラニウム波動は消えていません(反ウラニウム波動が小さくなった人はいますが)。すべての人を許していない人は、反ウラニウム波動が消えません。食べ物や健康食品で、反ウラニウム波動を消すことはできません。他のものを拝んでも、反ウラニウム波動が消えることはありません。

自分にしてほしくないことは、他人にもしてはいけないのです。すべてを許した人は、よく眠れますし、心もいつも平安です。心を乱すのは、他に対しての悪い反応なのです。他人と自分がつながっていることを知らないからなのです。

これまでに出した四冊の本では、「生命と生命はつながっている」ということを述べてきましたが、これは間違いでした。「あなたの意識と他人の意識はつながっている」が正しいのです。このことがわかったのは、私の意識が神の意識そのものであることを知るようになってからです。私は会ってもいない人の心の状態がわかり、みなさんがどこの惑星から来たのかもわかりますが、なぜわかるだろうかと疑問に思っていました。

ガンが治った人からは、アンドロメダ銀河波動が出ています。「我は神なり」の波動をもっている人からは、オリオン波動が出ています。そういう人は、この世を去ったときに、アンドロメダ銀河とかオリオンに行くのだろうと思っています。しかし、オリオン波動ではガンは治りません。

この本には私の文章が載るので、この本をみなさんが持つと手がジンジンして次第に温かくなるでしょう。次第に体が温かくなってくると思います。この本の上に水道水を入れたコップを置いてみてください。コップの水がおいしくなると思います。

どちらかの大腿部で、私の名前を二〜三回なぞってみてください。書いた方の下腿が軽くなるでしょう。そういうことをすることで、みなさんは見えないものが存在することを認めるようになっていきます。見えないものが存在することを認めないとガンは治らないのです。ガンは、あなたがかつてやったことの結果として、起こったのです。

ガンの人は他人にやさしくなくてはいけません。思いやりがなければ治りません。いばっているところがあれば治りません。他人を差別する人は治りません。自分がしてほしいことを、他人に自然にしてあげられるようになったとき、ガンは治るのです。周りで起きていることに、ストレスを感じている間は治りません。

生き方、考え方を変えなくてはガンは治らないのです。

みなさんにこのことを伝えるために、私はこの世に来たのです。

野島政男先生のご紹介

１９４２年、中国張家口で生まれる。終戦による引き上げ後は、天草と鹿児島で育ち、１９６８年、鹿児島大学医学部卒業。

実社会での最初の医療活動は、外科医として代々木病院（東京）で始まる。６年後には鹿児島に戻り、医療生協病院の設立でリーダー役を務め、同病院の初代院長に就任。しかし生協病院の拡大発展とともに公務多大となり、理想とする医療から離れていったため、院長を退き、実父が開業していたのじま医院（医療法人の登記名は野島医院）を継ぐ。

そこで「患者のための医療を」という理想の実現に努めているうちに、自然食とエネルギー療法を習得するとともに、あらゆる病気や症状に対応するようになる。特に、患者の意識を変えることによって「自分がつくった病気は自分で治す」というユニークな治療法を実践。現在、全国から患者が殺到している。

著書に『病気を治すには』『意識が病気を治す』『病気を治す意識の処方箋』（以上、たま出版）、『光の癒し―意識体の進化と魂の出現』（太陽出版）がある。

◎連絡先　のじま医院
〒８９９―０２１２　鹿児島県出水市上知識町５５２
電話０９９６―６３―３３５５　ＦＡＸ０９９６―６３―３３５６
ホームページ　http://nojimaiin.com
Ｅメール　nojimaiin@mx6.tiki.ne.jp

〈著者紹介〉

松澤 正博（まつざわ まさひろ）

昭和24年、大阪生まれ。ジャーナリスト。
グローバル・レコード、プランニングインターナショナル企画室長、『月刊アーガマ』編集長を経て、平成元年、インターカルチャー研究所設立、精神世界の研究と普及につとめる。
著書に、『ハルキ、バナナ、ゲンイチロー―現代に点滅する三つのシグナル』『超少女伝説』、共著に『意識のターニング・ポイント』（吉福伸逸と）、『魂のネットワーキング』（鎌田東二と）、『いま、シュタイナーをどう読むか』（西川隆範他）、『意識の冒険』（竹田青嗣、橋爪大三郎他）、『宗教・霊性・意識の未来』（島薗進、島田裕巳他）、『モーツアルト療法』（篠原佳年と）などがある。

意識を変えたらガンが消えた

2003年9月15日　　初版第1刷発行

著　者　　松澤 正博
発行者　　韮澤 潤一郎
発行所　　株式会社 たま出版
〒160-0004　東京都新宿区四谷4-28-20
☎03-5369-3051（代表）
http://www.tamabook.com
振替　00130-5-94804
印刷所　　株式会社平河工業社

ISBN4-8127-0084-1 C0047